OS PRIMEIROS SOBREVIVENTES DO ALZHEIMER

Dale E. Bredesen

Os primeiros sobreviventes do Alzheimer
Como pacientes recuperaram a vida e a esperança

TRADUÇÃO
Cássio de Arantes Leite

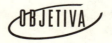

Copyright © 2021 by Dale E. Bredesen

Todos os direitos reservados incluindo o direito de reprodução total ou parcial em qualquer formato. Esta edição foi publicada mediante acordo com Avery, um selo da Penguin Publishing Group, uma divisão da Penguin Random House LLC.

Grafia atualizada segundo o Acordo Ortográfico da Língua Portuguesa de 1990, que entrou em vigor no Brasil em 2009.

Título original
The First Survivors of Alzheimer's: How Patients Recovered Life and Hope in Their Own Words

Capa
Joana Figueiredo

Preparação
Giovana Bomentre

Índice remissivo
Gabriella Russano

Revisão
Bonie Santos
Julian F. Guimarães

Dados Internacionais de Catalogação na Publicação (CIP)
(Câmara Brasileira do Livro, SP, Brasil)

Bredesen, Dale E.
    Os primeiros sobreviventes do Alzheimer : Como pacientes recuperaram a vida e a esperança / Dale E. Bredesen ; tradução Cássio de Arantes Leite. — 1ª ed. — Rio de Janeiro : Objetiva, 2023.

    Título original : The First Survivors of Alzheimer's : How Patients Recovered Life and Hope in Their Own Words.
    ISBN 978-85-390-0756-1

    1. Doença de Alzheimer 2. Doença de Alzheimer — Pacientes 3. Narrativas pessoais I. Título.

22-139805   CDD-616.83092

Índice para catálogo sistemático:
1. Doença de Alzheimer : Pacientes : Relatos
        pessoais   616.83092

Inajara Pires de Souza – Bibliotecária – CRB PR-001652/O

Todos os direitos desta edição reservados à
EDITORA SCHWARCZ S.A.
Praça Floriano, 19, sala 3001 — Cinelândia
20031-050 — Rio de Janeiro — RJ
Telefone: (21) 3993-7510
www.companhiadasletras.com.br
www.blogdacompanhia.com.br
facebook.com/editoraobjetiva
instagram.com/editora_objetiva
twitter.com/edobjetiva

Este livro é dedicado a Deborah, Kristin, Julie, Marcy, Sally, Edward e Frank: sua coragem, seu empenho e suas mentes abertas pavimentaram o caminho para milhões de outros sobreviventes como vocês. Em nome de todos nós, obrigado.

Sumário

Introdução: *Perdido na tradução* 9

PARTE I: JÁ NÃO DOBRAM POR TI:
OS PRIMEIROS SOBREVIVENTES CONTAM SUAS HISTÓRIAS

1. A história de Kristin: Zero é bem diferente de nada 25
2. A história de Deborah: Filha de peixe 39
3. A história de Edward: Deixando o Alzheimer para trás 59
4. A história de Marcy: Alívio ao desastre 67
5. A história de Sally: Um ensaio fracassado 77
6. A história de Frank: Momentos seniores 94
7. A história de Julie: Boa sorte com isso 99

PARTE II: PARA UM MUNDO DE SOBREVIVENTES

8. Dúvidas e críticas: Treinamento de resistência 127
9. Concepções e percepções equivocadas: Investigando nossa cura 135
10. Quantificação do eu e reversão do declínio cognitivo 142
11. Adaptação, aplicação: Funciona com outras doenças? 160
12. Gengivas, germes e aço: Duas pandemias pelo preço de uma 168
13. Aprimorando a cognição "normal": Explore todo o seu potencial ... 173
14. A revolução não será televisionada (tampouco haverá reembolso) .. 186

Agradecimentos 193
Notas 197
Índice remissivo 203

Introdução: Perdido na tradução

Se quiser ir rápido, vá sozinho; se quiser ir longe, vá acompanhado.
Provérbio africano

Imagine receber a notícia de que você tem Alzheimer. Por ser uma doença tão comum, há uma boa chance de acontecer com alguém que eu ou você amamos. Agora imagine que, em lugar de escutarmos que não há esperança, sejamos informados de que a doença é prontamente tratável e que podemos alimentar esperanças de reverter a cognição para o normal; melhor ainda, nossos filhos podem ter a certeza de que eles, os filhos deles e as gerações subsequentes em sua família conseguirão evitar a doença de Alzheimer. É uma reviravolta transformadora do destino, reverberando infinitamente por gerações. Esse foi o objetivo de traduzir a pesquisa realizada por mim e meus colegas ao longo de trinta anos de abordagem terapêutica.

Lembra-se da primeira vez em que você ouviu que uma doença intratável finalmente passara a ser tratável? Ao longo da história, nós, humanos, vencemos uma doença após outra, com frequência graças à pesquisa bioquímica, às vezes por meio de evidências anedóticas da medicina tribal e outras por pura e inesperada sorte. Independentemente do método, porém, o resultado a cada doença superada a princípio parece milagroso: as sentenças de morte são subitamente suspensas para milhares, ou mesmo milhões, de pessoas, devolvendo a esperança e o futuro a todas elas. Eventos assim representam um dos aspectos mais recompensadores da condição humana e nunca cessam de me inspirar.

Najiv era um adolescente na década de 1940, vivendo em uma aldeia na Índia, quando teve uma febre seguida de dor de cabeça e ficou inconsciente. Ele foi transportado em um carro de bois até uma cidade, onde o médico o diagnosticou com meningite bacteriana. Na época, a doença costumava levar rapidamente à morte. Nessa ocasião, contudo, o médico disse aos pais de Najiv: "Até a semana passada, não havia nada que eu pudesse fazer para salvar seu filho, mas acaba de chegar um novo medicamento da Inglaterra. Chama-se penicilina". Assim, Najiv não morreu e se recuperou completamente. Esse caso constitui interesse mais do que passageiro para todos nós: o filho de Najiv é um dos pesquisadores biomédicos mais talentosos que já conheci, e sua pesquisa pode oferecer a melhor esperança de um tratamento antiviral efetivo não só para a atual pandemia de covid-19 como também para quaisquer pandemias de coronavírus subsequentes — um avanço brilhante cujas ramificações globais têm o potencial de salvar vidas.

Seja na criação da primeira vacina por Edward Jenner — já se observou que Jenner foi responsável por salvar mais vidas do que qualquer outro ser humano na história —, seja na descoberta, por Frederick Banting e Charles Best, da insulina, que salvou milhões do diabetes, seja no desenvolvimento da terapia que trata o HIV eficientemente, de David Ho, cada um desses pioneiros extraiu esperança da desesperança, cada um deles causou reverberações em nossa realidade cotidiana, gerando infinitas possibilidades que não existiam até então e alterando o futuro do mundo de maneira irrevogável.

Os sete sobreviventes sobre os quais você vai ler aqui — nas palavras deles — também são pioneiros. Você vai conhecer Kristin — a primeira pessoa a adotar nosso protocolo ("Paciente Zero") —, que presenciara sua mãe afundar na demência e depois escutou de seu próprio médico que ela estava a caminho de sofrer o mesmo destino e que não havia esperança de tratamento. Como nos sentiríamos ao receber tal notícia de nosso médico? Você também vai conhecer Deborah, que perdeu tanto o pai como a avó para o Alzheimer e depois ficou horrorizada ao desenvolver os mesmos sintomas, perguntando-se o que estaria reservado a seus filhos. Bem como Edward, aconselhado a deixar seus negócios em ordem e se preparar para o fim. E Marcy, que colecionou dezenas e dezenas de multas por estacionamento proibido porque nunca se lembrava de pôr dinheiro no parquímetro. E Sally, uma professora de enfermagem que dizia a seus alunos que a medicina não possuía nenhum tratamento eficaz para pacientes de Alzheimer, depois desenvolveu ela mesma a doença e se submeteu a um ensaio clínico inócuo. E Frank, que tinha planos de escrever um livro relatando seu próprio declínio na demência. E finalmente Julie, que perguntou a um neurologista especializado se poderia simplesmente ajudá-la a evitar a piora posterior e recebeu como resposta: "Desejo-lhe boa sorte". Os pensamentos, preocupações, emoções e o triunfo final vividos por esses sobreviventes são descritos com uma profundidade de sentimento que só quem passou pela experiência é capaz de expressar.

Todos esses pioneiros seguem em sua busca — eles sobreviveram ao caráter "terminal" de tomografias computadorizadas, ressonâncias magnéticas, históricos familiares e prognósticos médicos graças à própria curiosidade e engenhosidade em encontrar uma nova solução, à coragem de lidar com as causas subjacentes do declínio cognitivo e à determinação em aderir a um protocolo inédito.

Graças a esses primeiros sobreviventes, o caminho agora fica claro para os outros milhões de pessoas precisando tanto prevenir como reverter o declínio cognitivo. Esses pioneiros são catalisadores de uma mudança de paradigma no modo como pensamos, avaliamos, prevenimos e tratamos a doença de Alzheimer e os sintomas de pré-Alzheimer, o déficit cognitivo leve e o declínio cognitivo subjetivo.

Mas por que demorou tanto? A doença de Alzheimer foi descrita pela primeira vez em 1906, porém os primeiros sobreviventes só iniciaram tratamento em 2012, mais de um século depois. Por que tanto tempo? A diferença fundamental entre o modo como as pessoas eram tratadas de 1906 a 2012 (e, infelizmente, como a maioria continua sendo tratada, sem sucesso, hoje em dia) e as terapias usadas para esses sobreviventes é óbvia: em todas as abordagens anteriores, os pacientes recebiam a forçosa prescrição de um medicamento isolado, como Aricept (donepezila), sem nenhuma relação com a real causa do declínio cognitivo.

Os sobreviventes, por sua vez, foram avaliados para identificarmos os vários fatores que causavam o declínio em si, depois esses fatores de contribuição foram tratados com o protocolo personalizado de medicina de precisão que chamamos de RECODE (sigla para "reversão do declínio cognitivo"). Alguns tinham infecções não diagnosticadas — Marcy, por exemplo, como veremos em seu relato, sofria de uma infecção de mordida de carrapato, um problema relativamente comum chamado erliquiose, e tratá-lo, junto a seus múltiplos outros fatores, era importante para o melhor resultado; por outro lado, Sally sofreu exposição a micotoxinas (toxinas produzidas por alguns fungos), e interromper sua exposição a elas era crucial para seu sucesso. Os sobreviventes de que falaremos apresentavam conjuntos diferentes de fatores, de modo que o protocolo ideal para cada um foi diferente.

A ideia de que uma doença crônica complexa como o Alzheimer não deve ser tratada às cegas, mas atacando suas causas subjacentes, talvez pareça óbvia. Tentar tratar o Alzheimer às cegas é como tentar pousar uma cápsula espacial na Lua apontando o foguete numa direção aleatória e cruzando os dedos; no entanto, esse é exatamente o padrão de atendimento de muitos centros de Alzheimer no mundo todo. Por quê?

A resposta reside no provérbio africano citado na abertura do capítulo: "Se quiser ir rápido, vá sozinho; se quiser ir longe, vá acompanhado". Esse é um conselho maravilhoso em muitos casos, mas o que acontece quando somos acompanhados e vamos longe de verdade — só que *na direção errada*? Bem, o fato de estar acompanhado levou você a se afastar muito mais de sua meta do que no começo e o está conduzindo cada vez para mais longe do caminho certo. Mas o que acentua esse problema é o grupo de que você faz parte tentar se convencer de que permanece no rumo correto, a despeito de toda evidência que aponte para o contrário. Além disso, todos os membros do grupo têm seu modo de vida atrelado a essa direção equivocada — que envolve financiamentos monstruosos, desenvolvimento de medicações, fortunas farmacêuticas, publicações seminais para a carreira, start-ups de biotecnologia, poder de aprovar subvenções, cerimônias autocongratulatórias e assim por diante. Agora ficou quase impossível corrigir a rota. O que começou de forma idealista como ciência e medicina se metamorfoseou em política — e, na política, uma das armas menos potentes é a verdade.

Mas nem tudo são más notícias aqui. Na verdade, há uma ótima notícia: a de que a própria pesquisa basilar em si, a pesquisa fundamental sobre a qual repousa o desenvolvimento de tratamentos para o Alzheimer, é bastante sólida, reprodutível e até elegante. Muita coisa se descobriu e está publicada sobre a patologia, a epidemiologia, a microbiologia e a bioquímica da doença de Alzheimer, e isso está publicado em mais de 100 mil artigos biomédicos. De modo que as ferramentas necessárias para jogar xadrez com o demônio do Alzheimer estão disponíveis — a pesquisa é sólida, os dados são precisos e sabemos um bocado sobre as estratégias e jogadas desse demônio. Mas é a *tradução* de todos esses dados em um tratamento e um protocolo de prevenção eficazes que tem fracassado — miseravelmente.

Como todos temos seguido essa marcha basicamente equivocada, o campo das recomendações para tratamento e prevenção do Alzheimer ficou completamente ultrapassado. Os especialistas não nos orientam a verificar nosso status genético para o ApoE4, o fator de risco genético para Alzheimer mais comum, porque "não há nada" que possamos fazer a respeito. Mas pergunte às mais de 3 mil pessoas no site ApoE4.Info, onde compartilham suas estratégias de prevenção (a vasta maioria das quais está em alguma variação do Protocolo RECODE desenvolvido por nós). Os especialistas nos dizem que "não existe nada que previna, reverta ou postergue a doença de Alzheimer"; entretanto, publicações revisadas por pares de inúmeros grupos contradizem essa alegação.[1]

Ouvimos os médicos dizerem que queixas cognitivas leves "provavelmente não são Alzheimer, então não se preocupe... e *se for* Alzheimer, não tem nada que você possa fazer, assim não há necessidade de intervir mais cedo". É o contrário do que devemos fazer — na verdade, as alterações subjacentes em nosso cérebro começam cerca de vinte anos antes do diagnóstico de Alzheimer, e há uma imensa quantidade de coisas que podem ser feitas tanto para a prevenção como para a reversão, exatamente como esses sobreviventes descobriram. Quanto antes você começar, mais facilmente verá melhoras. E caso se revele que suas queixas cognitivas não tinham relação com o Alzheimer, ainda assim você vai querer um tratamento eficaz para elas, claro.

Muita gente já ouviu dizer que a perda de memória é "apenas parte do processo normal de envelhecimento", o que permite ao Alzheimer se desenvolver sorrateiramente e posterga o verdadeiro tratamento de que necessitamos. É comum o médico dizer "Volte no ano que vem, você está ótimo" anualmente, até enfim chegar o dia em que diz: "Ah, é Alzheimer e não existe tratamento, só uma medicação que não funciona". Permita-me ser mais enfático: quando a pessoa realiza prevenção ou tratamento apropriado, o envelhecimento não deve ser acompanhado de problemas cognitivos — a suposta perda de memória que vem com a idade significa que alguma coisa está errada. Atualmente podemos identificar os fatores contribuintes e lidar com eles de maneira eficaz — quanto antes, melhor —, fazendo da demência o mal raro que deveria ser.

Essa ideia de que a perda de memória constitui apenas parte normal da velhice é tão onipresente que atrasa nossas investigações e leva a uma falta generalizada de compreensão. Um dos pacientes que me procurou com esses "momentos seniores" era um médico soberbo manifestando Alzheimer, como documentado por sua tomografia da amiloide, sua tomografia de FDG (fluoro-desoxiglicose, que mede o uso de glicose pelo cérebro) e sua ressonância magnética. Ele também apresentava um forte histórico familiar e suscetibilidade genética devido ao ApoE4. Mas, apesar de todos os exames, disseram-lhe que sofria de um leve quadro de perda de memória ligada ao envelhecimento. Porém, os exames mostravam que estava com os dois pés na casa de repouso, caso não interviéssemos de forma eficaz. E hoje, felizmente, ele está bem.

Ao mesmo tempo que afirmam que não precisamos verificar nossa genética, que não há nada a ser feito e que a perda de memória é apenas parte natural do envelhecimento, a maioria dos especialistas *deixa* de nos dizer o que é possivelmente a questão mais importante: os filhos de quem sofre perda de memória deveriam ser avaliados a partir dos quarenta anos e iniciar um protocolo de prevenção dirigido, de modo a pôr um fim ao problema no decorrer da atual geração. Mas quando foi a última vez que seu médico explicou isso para você e se ofereceu para fazer a avaliação apropriada de cada filho?

Tudo que diz respeito a avaliação, prevenção e tratamento do declínio cognitivo parou completamente no tempo, e não apenas devido ao que os médicos nos dizem, mas também ao modo como reagimos — nem sei dizer quantas vezes escutei um paciente dizer que "Não é tão ruim, minha esposa também não anda lá muito bem". Há uma antiga piada sobre um casal idoso. Bob diz para a esposa, Sadie: "Estou preocupado com sua memória, então vou fazer um pequeno teste com você: será que consegue ir até a cozinha e preparar batata suíça com dois ovos, três tiras de bacon e uma xícara de café?". Sadie ri. "Puxa, essa é fácil", ela responde, e segue animada para a cozinha. Bob escuta o ruído de panelas e frigideiras e então, quinze minutos mais tarde, Sadie aparece toda orgulhosa trazendo uma taça de sorvete com cobertura de chocolate e chantilly, salpicado com pedaços de nozes. Bob se endireita na cadeira, olha para ela de um jeito engraçado e reclama: "Você esqueceu a cereja!". Assim, se tanto seu cônjuge como você sofrem perda de memória, não significa que você não precisa de avaliação — significa que *ambos* precisam. E, como devemos imaginar, casais que fazem o protocolo juntos com frequência se ajudam mutuamente a segui-lo direito, facilitando o processo para ambos.

Os especialistas também afirmam que há "drogas promissoras sendo desenvolvidas". Escutamos isso há décadas. Em 1980, diziam que algo eficaz estava para surgir por volta de 1990; em 1990, que seria por volta de 2000; e assim por diante. Mais de quatrocentos ensaios clínicos já fracassaram. Como a versão oficial afirma que o Alzheimer é causado pelo amiloide acumulado no cérebro do paciente, bilhões de dólares são gastos em desenvolver e experimentar anticorpos (mAbs, sigla em inglês para "anticorpos monoclonais") para remoção do amiloide. Um após outro, todos fracassaram em melhorar a cognição de pacientes com Alzheimer: bapineuzumab, solanezumab, crenezumab, gantenerumab e, mais recentemente, aducanumab.

O aducanumab foi considerado o candidato a medicamento para Alzheimer mais promissor em anos e valorizou as ações da companhia farmacêutica que o produz, a Biogen, em muitos bilhões de dólares. Isso não surpreende, porque um medicamento para Alzheimer verdadeiramente bem-sucedido — indiscutivelmente, uma terrível necessidade — é provavelmente uma droga de 100 bilhões de dólares. Mas em que momento a parte financeira que está em jogo se torna uma aposta tão incrivelmente alta que o pensamento racional e a análise exigidos para otimizar os resultados dos pacientes são prejudicados? Em que momento a caixa registradora fica tão pesada que esmaga o paciente? Talvez você possa julgar por si mesmo: após o fracasso de dois ensaios clínicos, o FDA rejeitou a aprovação do aducanumab. Normalmente isso encerraria o processo de pedido, como sempre aconteceu com inúmeros outros candidatos a medicamento, mas potenciais 100 bilhões de dólares são difíceis de ignorar. Assim, um estatístico interno — empregado pela Biogen — "reanalisou" os dados. Surpresa: o profissional da Biogen viu algo que o estatístico externo, e imparcial, não vira — que o aducanumab podia ser aprovado, afinal de contas. (Pouco após a "reanálise", o estatístico deixou a empresa. Ele alegou que isso não teve nada a ver com a reanálise.)

E por que ele acreditou que a medicação deveria ser aprovada? Não por melhorar a cognição dos pacientes — ninguém sugeriu que o aducanumab melhorasse a cognição em pacientes com doença de Alzheimer. Não porque detinha o declínio cognitivo — a medicação não fazia isso. Na verdade, o argumento era que talvez houvesse diminuído ligeiramente o declínio na cognição. Em um estudo, não revelou efeito algum nesse sentido, ao passo que em outro, com determinada dosagem mas não com outra, mostrou de fato alguma diminuição do declínio. Assim, o efeito do medicamento foi nenhum ou quase nenhum. Entretanto, foi o suficiente para a Biogen exigir — hum, quero dizer, solicitar — que o FDA reconsiderasse a aprovação.

O FDA aquiesceu ao pedido de reconsideração da Biogen, mas antes que sua equipe de revisores externos se reunisse, o órgão divulgou um pronunciamento, um "sinal de fumaça", sugerindo que o medicamento seria aprovado e declarando que "há substancial evidência de efetividade para aprovação".[2] Como é fácil imaginar, as ações da Biogen foram às alturas, acrescentando quase 20 bilhões de dólares ao valor da empresa. Porém, apenas dois dias depois — quando a champanhe ainda nem tivera tempo de perder o gás — um painel de especialistas sem ligação com a Biogen criticou duramente o FDA por divulgar o pronunciamento em que sugeria uma iminente aprovação e votou em peso para recomendar a rejeição do medicamento. Isso levou à queda das ações da Biogen em 31%, reduzindo o valor da empresa em 19 bilhões de dólares. Com o imenso prejuízo financeiro causado — algo que já acontecera antes, após resultados prévios para o mesmo medicamento —, o aducanumab ameaça se tornar o Bernie Madoff das drogas para Alzheimer.

Se você acha que algo cheira mal no fato de o FDA divulgar uma declaração aludindo à aprovação antes da reunião do painel de especialistas, é bom tampar o nariz, porque fica pior. Num procedimento atípico, o FDA, que normalmente publica duas revisões diferentes de cada candidato a medicamento — uma emitida pelo próprio FDA (destinada a ser imparcial, claro) e outra pela empresa interessada (compreensivelmente tendenciosa em favor da aprovação) —, fundiu os dois relatórios em um. A jogada fez até vendedores de carros usados darem risada, balançando a cabeça.

Mas a piada era de mau gosto: a despeito da recomendação fortemente negativa dos especialistas, do ensaio clínico fracassado e da rejeição prévia, o FDA *ainda assim* podia aprovar o aducanumab (sim, você leu certo), ignorando as veementes críticas do painel de especialistas. Na verdade, algumas fundações sugeriram que fosse aprovado apesar da falta de eficácia comprovada — o que corresponde a dizer: "Certo, sei que esse paraquedas não funciona, mas gostaria que o usasse de qualquer modo quando estiver caindo. E vou pagar 100 bilhões de dólares por ele".

Ironicamente, esses anticorpos projetados para reduzir o amiloide podem se revelar bastante valiosos no tratamento do Alzheimer — quando utilizados de um modo completamente distinto. Se, em vez de tentar remover o amiloide sem lidar com as várias alterações que fazem seu cérebro produzi-lo — as infecções crônicas, o pré-diabetes, os danos vasculares, as toxinas etc. —, os anticorpos fossem usados para remover o amiloide *após* essas várias agressões terem sido eliminadas e o metabolismo ter sido otimizado, aí faria sentido de verdade.

Assim, como você pode perceber, a tradução da pesquisa do Alzheimer em um tratamento e uma prevenção eficazes fracassou e, por causa disso, as recomendações para pessoas sob risco da doença ou manifestando os sintomas não fazem muito sentido. O futuro inclui uma abordagem fundamentalmente diferente, voltada a determinar todos os fatores de contribuição ao declínio cognitivo para a seguir atacá-los com uma abordagem médica personalizada e precisa. Tal abordagem resultou nos primeiros sobreviventes, atualmente somando centenas de indivíduos. Não foi fácil sugeri-la, tampouco rejeitar a visão clássica sobre o Alzheimer, mas, após trinta anos de pesquisa, percebi que algo não fazia sentido.

UMA LIÇÃO DA DISNEYLÂNDIA

Quando era calouro na faculdade, fiquei fascinado pelo cérebro e, após estudar sua anatomia, fisiologia e química, queria compreender como doenças como Alzheimer, Parkinson e Huntington afetavam seu funcionamento. Quando o cérebro sofre o impacto de doenças variadas, sintomas surpreendentes parecem revelar as operações internas de nossos sistemas neurais: algumas pessoas perdem completamente a capacidade de dormir, numa doença chamada insônia fatal; outras se debatem durante o sono, com frequência machucando o cônjuge, num problema chamado transtorno comportamental do sono REM; outras, por sua vez, ficam convencidas de que o cônjuge foi substituído por um impostor, num problema conhecido como síndrome de Capgras.

Entretanto, a medicina deixou clara a triste realidade do que significa lidar com as doenças cerebrais. O conceito de *cura* teve de ser adotado muito livremente em neurologia, uma vez que dizia respeito antes ao diagnóstico que à terapia. O rodízio em obstetrícia do ensino médico resultou em mães felizes e na sobrevivência de bebês prematuros; a cirurgia torácica representou a cura de cardiopatias; e até a oncologia nos trouxe sobreviventes de câncer. Mas dava para perceber por que meus colegas não queriam ser neurologistas. Noventa e nove por cento da carreira de neurologista não tem nada a ver com trazer melhoras para o paciente, e sim com diagnosticar coisas em que você é *incapaz* de ajudá-lo, como Alzheimer, esclerose lateral amiotrófica, demência frontotemporal e assim por diante. Observávamos impotentes as intrincadas redes neurais que conferiam a cada paciente seu caráter humano se decomporem diante dos nossos olhos. Ficou claro que a área em que o tratamento médico mais fracassava era a das doenças neurodegenerativas. Como residente de neurologia, eu esperava aprender mais sobre elas, e depois, como neurocientista, que pudesse lançar alguma luz sobre suas causas.

Paradoxalmente, os especialistas em neurologia me ensinaram a me especializar em fracasso — seguir as regras quando nenhuma regra funcionava talvez não fosse a melhor estratégia. Os especialistas simplesmente repetiam como papagaios: "Não há nada que previna, reverta ou postergue a doença de Alzheimer". Era considerado um princípio fundamental, não podia ser questionado. Como disse o filósofo Epiteto: "É impossível para um homem aprender o que ele acha que já sabe". De forma que nos concentrávamos no diagnóstico, na neuroanatomia, na neurofisiologia, na neuroquímica e na neurogenética — tudo exceto nas novas abordagens terapêuticas. Ao longo dos anos, fui abrindo mão da ideia de cura e me concentrei em ser um neurologista.

Após todos os meus anos de treinamento, a ideia de que as doenças neurodegenerativas são terminais, impossíveis de tratar, havia sido tão inculcada em mim que minha área de especialização passou a ser o fracasso. Como observou Walt Disney, há dois tipos de pessoas: as que dizem "sim, se" e as que dizem "não, porque".[3] Pessoas do "não, porque" sempre podem lhe fornecer uma longa lista de motivos para qualquer nova ideia estar fadada ao fracasso; enquanto pessoas do "sim, se" observarão que, pesadas certas considerações, sua ideia talvez tenha alguma chance de sucesso. Assim nasceu a Disneylândia, e também o pouso na Lua, a internet e praticamente qualquer outro avanço notável.

Percebi que me tornara uma pessoa do "não, porque", um especialista munido de uma infinidade de detalhes muito refinados, abstrusamente técnicos, academicamente sofisticados para explicar por que nada podia ser feito pelos pacientes de Alzheimer. Eu me tornara um ministro ordenado pela Igreja da Desesperança. Explicava aos familiares que o Imperador Alzheimer vestia a Roupa da Impossibilidade e, ainda que eles fossem incapazes de enxergá--la, como especialista eu podia lhes assegurar que ela de fato estava ali. Chamar isso de um trabalho desanimador seria atenuar demais.

Assim, decidi desistir da falta de perspectiva das clínicas de neurodegeneração — na verdade, fiquei sem atender sequer um paciente por vinte anos — e montei um laboratório para estudar os mecanismos bioquímicos fundamentais que impelem à morte as células cerebrais e suas conexões sinápticas. O que dá errado? Como começa? Por que é tão comum? A ideia era voltar a clinicar caso meu grupo de laboratório e eu conseguíssemos encontrar algo promissor.

Assim, a boa e a má notícia aqui são a mesma: devido aos mais de 100 mil artigos publicados sobre a doença de Alzheimer, quase qualquer nova teoria pode ser prontamente rejeitada com base neles. Com efeito, é quase impossível elaborar uma teoria que satisfaça todos os inúmeros resultados já publicados. Será o Alzheimer de fato uma doença impossível de ser tratada com sucesso?

Refleti sobre o futuro: em algum momento, talvez dali a cinquenta ou cem anos, algum grupo conceberia um modelo preciso da doença de Alzheimer, que explicaria as muitas descobertas díspares dos estudos epidemiológicos, genéticos e patológicos e, criticamente, prenunciaria um tratamento efetivo e explicaria os muitos tratamentos fracassados. O que esse grupo pensaria que não pensamos? Que barreira romperia que não rompemos?

Todas as teorias precedentes explicavam pequenas partes do panorama geral — algumas explicavam parte da genética, outras, da patologia, outras, da epidemiologia, por exemplo —, mas nenhuma era compatível com todos os resultados. E mais importante: nenhuma jamais levou a um tratamento efetivo.

Consideremos o que uma teoria bem-sucedida precisaria responder:

- Por que os tantos fatores de risco não têm ligação aparente (vitamina D baixa, estrogênio reduzido, infecções crônicas, homocisteína elevada, doença cardiovascular, apneia do sono, inflamação sistêmica, exposição a mercúrio e assim por diante)?
- Por que algumas pessoas acumulam grandes quantidades do amiloide associado ao Alzheimer sem, no entanto, apresentar qualquer declínio

cognitivo, ao passo que outras sofrem de declínio cognitivo com a presença de pouco ou nenhum amiloide?

- Como o ApoE4 — um risco genético portado por 75 milhões de americanos — gera tamanho risco de Alzheimer?
- Por que o risco de Alzheimer aumenta drasticamente com a idade?
- Por que o Alzheimer começa em determinada parte do cérebro — com frequência em uma área específica do lobo temporal — e se espalha de determinada forma?
- Por que o Alzheimer está associado a regiões de plasticidade cerebral — regiões ligadas à aprendizagem e à memória?
- Por que o tratamento do Alzheimer com medicações fracassou?
- E da mais alta prioridade: como podemos ter sucesso no tratamento do Alzheimer?

Avancemos algumas décadas em que se observaram neurônios morrendo em placas de Petri, desenvolveram-se moscas-das-frutas e camundongos transgênicos para estudar a doença e muitos milhares de compostos foram testados para identificar o candidato ideal a um medicamento... Todos os milhares e milhares de experimentos nos conduziram a algumas conclusões chocantes:

- **O coração do Alzheimer — sua natureza mais fundamental — consiste em uma *insuficiência* crônica ou repetida.** Não uma simples insuficiência como a deficiência de vitamina C, que leva ao escorbuto, mas antes insuficiência em uma rede de neuroplasticidade, uma rede cerebral que muda com o aprendizado e a memória. Não proteínas incorretamente enoveladas, não amiloide, não tau, não príons, não espécies reativas de oxigênio — tudo isso são mediadores da resposta à insuficiência, não sua causa —, mas a insuficiência em uma rede de neuroplasticidade. Isso é algo como uma nação inteira entrando em recessão — há muitos potenciais fatores contribuindo para a crise e eles devem ser identificados e corrigidos para acabar com ela. Estendendo a analogia, o coronavírus é uma *causa* da recessão (o principal fator), enquanto o isolamento doméstico é um *mediador*: para pôr um fim à recessão, precisamos erradicar o coronavírus (ou nos imunizarmos a ele) — simplesmente sair de casa corresponde a não controlar a causa e, desse modo, fracassar em resolver o problema.

- Essa rede de neuroplasticidade exige o funcionamento ideal de muitos fatores, como hormônios, nutrientes, fatores de crescimento, fluxo sanguíneo oxigenado, energia — mas a operação eficiente exige também uma ausência de infecções, toxinas e inflamação.
- O amiloide e o tau, tão vilipendiados na doença de Alzheimer, são na verdade parte da *resposta protetora* às agressões criadoras da insuficiência. Portanto, atacá-los com medicações é de pouca ajuda, a não ser que as diversas agressões sejam primeiro identificadas e removidas, e a insuficiência, suprimida.

Essas conclusões sugeriram uma estratégia de tratamento completamente distinta de qualquer coisa que tenha sido tentada antes. Em vez do tratamento com uma única droga, que seria a mesma para todo mundo, precisamos mudar o roteiro: avaliar cada indivíduo em busca de todos os diferentes parâmetros necessários para a rede funcionar — hormônios, nutrientes, infecções etc. — e, a seguir, visar aos valores considerados subótimos. Assim, em 2011, propusemos o primeiro ensaio clínico abrangente para a doença de Alzheimer. Infelizmente, fomos rejeitados pelo IRB (Conselho de Revisão Institucional, que determina se ensaios clínicos com seres humanos podem ser autorizados), pois, mais do que testar um único medicamento, propúnhamos um novo tipo de ensaio clínico que testaria um algoritmo, uma abordagem personalizada que dependia do que estivesse causando o declínio cognitivo. Ser rejeitado pelo IRB foi bastante deprimente. Como poderíamos algum dia determinar se essa abordagem estaria no caminho certo?

Pouco depois disso, recebi a ligação de alguém que viria a ser a Paciente Zero — algo um pouco surpreendente, uma vez que eu ficara fora de clínicas por vinte anos. Entretanto, embora a Paciente Zero — Kristin — morasse a milhares de quilômetros de mim, uma amiga sua na área da baía de San Francisco ficara sabendo da pesquisa. Kristin mudou o mundo do Alzheimer, e você vai ler como ela conseguiu isso — junto a outras seis outras pessoas — nas páginas a seguir, em suas próprias palavras.

Parte I

Já não dobram por ti: Os primeiros sobreviventes contam suas histórias

1. A história de Kristin:
Zero é bem diferente de nada

A necessidade é a mãe da invenção.
Platão

O desespero é a dominatrix da disrupção.
Não Platão

Extraído de meu diário pessoal, 2011

Sei que estou na via expressa para o Alzheimer e estou aterrorizada. Minha memória de curto prazo não funciona mais. Os pensamentos somem da minha cabeça segundos após se formarem. Não consigo mais negar nem esconder o problema. Sinto-me perdida. Com o coração na garganta. Não consigo engolir. Meus ouvidos zumbem. Estou hiperventilando. Ver essas palavras no diário torna o problema real. Meu cérebro parece ir embora. Estou realmente assustada. O trem partiu da estação e está descendo a montanha sem freio.

Destranco a gaveta da escrivaninha e pego o saco de pílulas para dormir que juntei nos últimos dois anos. Guardei as prescrições de cada uma no frasco original para manter o controle das datas de validade. Quero que estejam funcionando quando chegar o momento. Mas não agora, ainda não. Tenho coisas a fazer antes de morrer. Só espero ter coragem e tomar uma atitude antes de não saber mais como ou quando fazê-lo.

Ponho os comprimidos de volta e tranco a gaveta.

Essa passagem assustadora do meu diário me lembra de como cheguei longe. A leitura é dolorosa para mim, mas me mantém focada neste caminho tão importante. Esse pequeno vislumbre do meu passado é um testemunho do sucesso do RECODE, o protocolo do dr. Bredesen. Sem esse protocolo, eu não seria capaz de expressar meus pensamentos ou escrever sobre eles e, tenho certeza, sequer estaria viva hoje. Tenho sentimentos agridoces ao contar minha história. Procrastinei miseravelmente a tarefa porque lembrar os detalhes, em especial reviver os sentimentos, traz o medo de volta. Mesmo com meu espantoso sucesso em reverter o declínio cognitivo, o horror do que quase aconteceu cria um nó na minha garganta e me deixa quase sem ar. Mas aqui vou eu na esperança de que partilhar minha história talvez sirva de alguma ajuda para os outros e também para acabar com parte do ceticismo.

Nas semanas transcorridas após essa anotação no diário, fiquei cada vez pior. Profundamente deprimida e sentindo que havia uma corda no meu pescoço, liguei para minha melhor amiga e contei meus planos. Ela sabia dos anos que eu passara cuidando da minha mãe em sua longa batalha contra o Alzheimer. Escutou-me jurar que eu não faria minha família passar por tamanho sofrimento se fosse para ter a doença. Mas ficou abalada ao me ouvir falar em pôr um fim a minha vida. Contou-me sobre um médico pesquisador na Califórnia que estava trabalhando numa cura para o Alzheimer. Ela entrou em contato com o dr. Bredesen, marcou uma consulta e insistiu comigo que fosse à Califórnia conhecê-lo. Apesar do meu ceticismo, concordei. Estava desesperada para encontrar um modo de salvar meu cérebro.

O Instituto Buck de Pesquisa sobre o Envelhecimento fica no alto de uma colina com vista para a linda paisagem montanhosa de Marin County, no norte de San Francisco. Eu estava nervosa. Não fazia ideia da jornada desafiadora que me aguardava, mas estava ansiosa para tentar qualquer coisa para deter a progressão da doença. A recepcionista me explicou onde era a sala do dr. Bredesen. Eu sempre levava um caderninho comigo, porque esquecia tudo que não anotasse. Escutei atentamente o dr. Bredesen descrever sua pesquisa — um trabalho a que dedicara mais de trinta anos da sua vida. Ele perguntou sobre minha situação e por que estava ali. O tempo voou. Conversamos por horas enquanto ele descrevia sua teoria e o contexto que levara a suas descobertas recentes. Hoje compreendo tudo isso, só que na época meu cérebro estava prejudicado demais para processar a informação. Mas a simples analogia feita pelo dr. Bredesen, comparando o cérebro danificado a um telhado com 36 vazamentos que precisavam ser tampados de um em um, fez sentido para mim. Ele explicou que o Alzheimer não é a manifestação de uma única enfermidade que pode ser tratada com medicações, mas uma combinação de numerosos fatores que deram errado. A maioria dos problemas que descreveu se aplicava a mim, alguns dos quais eu nem tinha consciência naquele momento. Afirmei ao dr. Bredesen que estava decidida a seguir suas recomendações. Eu sabia que ele era minha única esperança. Deixei a sala dele com coragem renovada, determinada a nunca permitir que algo me impedisse de seguir o protocolo. Estava mais do que pronta para começar.

Naquele momento, não compreendia inteiramente que seria a primeira paciente a testar seu protocolo. Acabei passando a gostar de ser conhecida como Paciente Zero. À medida que outros aderiram ao protocolo, nosso grupo aumentou para dez. Nove de nós fomos capazes de reverter a deterioração cognitiva. Um sucesso realmente notável, haja vista que até então nenhum tratamento jamais revertera o declínio cognitivo da doença de Alzheimer. O dr. Bredesen publicou em 2014 os resultados dessa pequena amostra. Desde então, centenas de reversões bem-sucedidas utilizando o protocolo do dr. Bredesen foram documentadas. Tenho a honra de ter sido a primeira.

Ao final da consulta, eu tinha o básico do protocolo rabiscado em meu caderninho e, pela primeira vez, fiquei otimista com a possibilidade de um futuro que incluísse um cérebro plenamente funcional. O dr. Bredesen me aconselhou a seguir o protocolo sob supervisão médica. Isso se revelou um desafio. Médicos eram céticos, especialmente neurologistas. Na maior parte, a abordagem deles ao tratamento de pessoas com a memória prejudicada era prescrever medicações, sabendo que não ofereceriam nada além de uma curta melhora para poucos e horríveis efeitos colaterais para muitos. No caso da minha mãe, o Aricept parecia deixá-la pior, e os efeitos colaterais foram cruéis. Eu não tinha intenção alguma de tomar as medicações. Para piorar, os médicos normalmente se mostram desdenhosos e às vezes rudes quando o paciente rejeita os remédios e pergunta sobre abordagens alternativas. Por sorte, descobri uma profissional de medicina familiar disposta a dar uma chance ao protocolo. Ela também concordou em pedir os inúmeros exames laboratoriais de que o dr. Bredesen precisava para monitorar meu progresso. Mantive frequente contato com ele, que fazia ajustes no protocolo quando certos suplementos causavam reações indesejadas. Realizei exames de retina para determinar o grau de acúmulo da placa amiloide em meu cérebro. Eu mantinha o dr. Bredesen informado quando certas atividades me faziam sentir especialmente focada, como exercícios e ioga.

Eis aqui outra anotação dos "dias sombrios" em meu diário, antes de começar o protocolo:

Não consigo mais memorizar números — meu telefone, o número de casa, aniversários de parentes; muitas vezes esqueço em que ano estamos. Sinto como se estivesse presa no fim do século XX. Ontem preenchi a data em um cheque com "1978". Esqueço de pagar as contas, mesmo com dinheiro no banco. Não disponho de mais crédito algum. As companhias públicas ameaçam cortar minha luz, minha água e tudo mais. Tomo decisões estúpidas, gasto dinheiro em coisas tolas de que não preciso. Quando dirijo à noite, me perco. Esqueço o nome dos meus bichos de estimação. Procuro interruptores nas paredes erradas. Não consigo lembrar o nome dos meus netos. Quando vêm me visitar, fico olhando para fotos deles na minha geladeira e repito seus nomes e idades para me lembrar ao chegarem. Nem assim ajuda. Meu neto mais novo corre em minha direção de braços abertos. Eu o ergo para dar um abraço e, para meu horror, digo o nome de seu irmão mais velho. Tenho dificuldade de lembrar as palavras. Uso palavras mais fáceis no lugar. Não consigo soletrar nem palavras de quatro letras. Não consigo falar adequadamente. Troco as palavras, usando uma palavra incorreta, mas de som parecido. Ando com um dicionário de bolso. Sou obrigada a consultar as palavras mais simples e familiares. Me perco dirigindo em lugares familiares e passo horas tentando descobrir onde estacionei o carro. Tudo isso me deixa morta de medo.

NA TOCA DO COELHO

Dois episódios alarmantes me obrigaram a enxergar que eu não era mais capaz de cuidar dos meus negócios. Estava em um voo transcontinental. Em meu usual estado de exaustão, cochilei brevemente e quando acordei não conseguia lembrar por que pegara um avião para Dallas ou quem deveria encontrar. Quanto mais quebrava a cabeça tentando lembrar, mais frustrada ficava. Vasculhei minha pasta freneticamente para ver se encontrava alguma pista, mas sem sucesso. Quando o avião aterrissou, comprei uma passagem para voltar no voo seguinte. Algumas semanas após esse caso, estava no escritório de um cliente apresentando os resultados de uma recente avaliação no exterior. Ali diante do grupo, no meio da apresentação, tive um completo branco. Fiquei paralisada e não conseguia lembrar o que dizer em seguida. O educado grupo de pessoas tamborilou suas canetas na mesa pelo que pareceu uma eternidade. Uma mulher tentou refrescar minha memória recapitulando a discussão. Fiquei mortificada. Dava para escutar o sangue palpitando com força em minha cabeça. Não conseguia respirar. Deixei a sala correndo.

Em pouco tempo, perdi a capacidade de compreender relatórios técnicos, que dizer então de escrevê-los. Eu era famosa por pesquisar e produzir um excelentes trabalhos. A seguir foram os jornais. Eu me pegava lendo e relendo as mesmas frases porque não conseguia reter o significado do que acabara de ler. Fiquei profundamente deprimida. Era óbvio que não podia me apresentar como especialista de nada. Parei de trabalhar. Não era mais capaz de ler um livro.

Desde a infância eu fora uma leitora ávida e rápida. Eu devorava livros. Ler era minha salvação na infância. Eu podia escapar para lugares fantásticos, longe de minha família maluca e de nossa existência pobre. Menciono isso porque é uma parte importante de quem me tornei e do tipo de pessoa perseverante que vim a ser. Eu era profundamente determinada a melhorar minha vida, a me situar acima da pobreza e dos abusos. Sabia que a educação era a via que me ajudaria. Trabalhava em dois empregos depois da escola para juntar dinheiro. Assim que terminei o ensino médio, comprei uma passagem só de ida para Nova York e realizei o sonho que tinha desde os treze anos.

Mal tendo completado dezessete anos, cheguei com sessenta dólares, quatro vestidos costurados por minha mãe e um desejo intenso de triunfar na Big Apple. Arrumei emprego e me matriculei em aulas noturnas na Universidade de Nova York. Passava os finais de semana visitando museus e salas de concerto da cidade, absorvendo o máximo de cultura que pudesse, tentando compensar a falta de contato com arte e música na infância. Fui bem-sucedida em todos os meus projetos e levei minha vida em um ritmo alucinante. Aprendi a pilotar e abri um serviço de fotografia aérea como complemento aos meus demais negócios. Dormia as poucas horas que meu estilo de vida permitia. Paguei o preço anos depois, quando meu cérebro começou a se deteriorar.

Passei a sofrer de "névoa cerebral" ao me aproximar dos cinquenta anos, quando entrei na perimenopausa. Meu emocional era uma montanha-russa. A despeito do sucesso da minha vida financeira, do casamento, de um filho e de um negócio bem-sucedido, eu não conseguia diminuir o ritmo nem o consequente estresse. O raciocínio confuso nesse estágio não era constante. Ia e vinha, ocorrendo com mais frequência quando eu estava exausta, privada de sono ou profundamente estressada. Voltei a estudar e fiz um mestrado enquanto trabalhava em período integral. Posteriormente, obtive meu doutorado. Mais mudanças vieram, incluindo um divórcio amigável, e com mais dois diplomas na mão, comecei a trabalhar no exterior.

Fazia viagens internacionais, era independente, workaholic, multitarefa — trabalhando nos países mais perigosos do mundo, tentando resolver os problemas das pessoas mais pobres que existem, sempre recebia ofertas de novos trabalhos. Tornei-me uma especialista em minha área. Vivendo e trabalhando em ambientes difíceis e estressantes, eu me gabava de não precisar dormir — três a quatro horas por noite era o típico. Frequentemente virava a noite para cumprir prazos. Comia o que fosse mais conveniente e com frequência coisas que não eram saudáveis. Combati graves infecções, verminoses e doenças tropicais com remédios fortes, incluindo antibióticos. Morei em prédios embolorados e com infiltrações em muitos lugares no exterior. Na época eu não sabia como isso era prejudicial para meu cérebro ou, como descobri mais tarde, que estou entre os 24% da população com uma configuração genética que é incapaz de processar toxinas de mofo. Os efeitos negativos foram cumulativos.

Percebi com que gravidade o bolor me afetava após um incidente no Afeganistão. Eu estava em uma casa velha que passara anos desocupada durante a guerra. Tentei abrir um armário de cozinha em busca de um bule. A porta presa acabou cedendo. O odor pungente foi tão forte que literalmente caí de costas e fiquei sem ar. O interior do armário estava forrado por uma densa camada de mofo preto. Tive uma reação violenta a essa exposição extrema. A sensibilidade ao mofo piora a cada exposição. Tenho certeza de que ele contribuiu significativamente para minha perda de memória. Graças ao excelente trabalho do dr. Ritchie Shoemaker (autor de *Surviving Mold* [*Sobrevivendo ao mofo*]), consegui fazer a desintoxicação. O dr. Bredesen tratou os efeitos da exposição a elementos tóxicos, incluindo mofo, com sua tipologia de inalantes como uma forma de Alzheimer. No meu caso, tenho uma combinação dos tipos identificados por ele.

Cresci numa família atlética e fui corredora. A despeito das práticas saudáveis na juventude, na vida adulta abri mão da maior parte delas. Era obcecada por ser magra. Tentava toda nova dieta que surgia. Certa vez comi apenas uvas por três dias. Bebia demais, tomava tranquilizantes e consumia quantidades copiosas de café e refrigerante diet para aguentar o tranco do dia a dia. Minhas emoções iam de exuberantes, no topo da montanha, preparada para conquistar o mundo às profundezas do desespero, sentindo-me uma fraude inútil e incompetente. Minha vida pessoal refletia minhas descontroladas oscilações e incoerências.

Eu culpava o estresse por meus problemas de memória. Achava que se largasse os negócios e o reduzisse, conseguiria recuperar meu cérebro. Mas não foi o que aconteceu. Percebi que não participava das conversas como sempre fizera. Eu não tinha muita coisa a dizer. Não conseguia raciocinar com rapidez suficiente para participar de maneira significativa, então não abria a boca nas reuniões. Meus pensamentos eram como vagalumes presos num pote de vidro, uma luz breve e então se apagavam. Como morava sozinha, pude manter meu problema em segredo, ou assim achava. Posteriormente, após iniciar minha recuperação, perguntei ao meu filho se notara alguma coisa errada comigo. Ele disse que claro que sim, mas não queria que eu me sentisse mal mencionando o fato. Ficou muito preocupado, presenciando sua mãe vagarosamente passar de mulher de negócios dinâmica e avó dedicada a uma pessoa incapaz de reconhecer os familiares ou mesmo conversar com eles.

RECUPERANDO MEU CÉREBRO

Munida do protocolo do dr. Bredesen e da garantia de poder contar com seu acompanhamento e de poder procurá-lo sempre que julgasse necessário, voltei para casa bastante otimista. Estava fervorosamente comprometida a seguir o tratamento, sem exceções.

Consultei minha médica, expliquei o protocolo e ela pediu os exames recomendados pelo dr. Bredesen. Joguei fora a maior parte dos mantimentos em minha cozinha para abrir espaço para minha nova dieta. Comprei suplementos e comecei a utilizar alimentos orgânicos. Eu seguira uma dieta vegetariana por vários anos, mas não era particularmente saudável e incluía muita junk food. Comecei a me exercitar mais, no início três vezes por semana, na academia. Então redescobri a ioga, motivada inicialmente pela redução do estresse e pela melhoria do sono. Obtive os certificados para trabalhar como professora e terapeuta de ioga. A prática diária é essencial para manter meu cérebro saudável.

Mudar os hábitos de sono ruins de uma vida inteira se revelou bem difícil. Mesmo quando criança eu não dormia o suficiente. Ia para a cama tarde, acordava cedo e com frequência tinha pesadelos que interrompiam meu sono. Para mim foi um dos maiores desafios do protocolo — tapar "o buraco do sono insuficiente em meu telhado com infiltrações". Em geral, pegar no sono era fácil para mim, mas eu acordava após algumas horas e assim ficava pelo resto da noite. Após iniciado o protocolo, levou um ano para eu começar a desfrutar de uma noite completa de sono, de sete a sete horas e meia. Atualmente, não vejo a hora de chegar o momento em que serei capaz de dormir oito horas completas ou mais. Aprendi que o cérebro se livra das toxinas durante o sono e apenas durante os ciclos otimizados de sono. Eu privara meu cérebro desse período de faxina durante a maior parte da vida.

Apliquei um grande empenho em melhorar o sono e o esforço valeu a pena. Mantenho o quarto fresco e escuro. Removi todo equipamento eletrônico, relógios elétricos, modems e televisão. Desligo o celular e não o deixo perto da minha cabeça. Tomo melatonina de liberação gradativa meia hora antes de deitar. Fico longe de dispositivos eletrônicos uma hora antes. À noite leio livros impressos em vez de e-books. Comprei óculos especiais para neutralizar a luz azul se estiver lendo no começo da noite. Uma vez na cama, ponho a máscara de dormir para evitar qualquer luz ambiente. Baixei um aplicativo no meu celular chamado Insight Timer. Ele possui uma imensa seleção de meditações guiadas para dormir. O aplicativo me ajuda a voltar a pegar no sono quando levanto para ir ao banheiro. Escutar as meditações impede minha mente de ruminar os problemas diários, como eu costumava fazer. Aprendi a levantar para ir ao banheiro sem acender luzes, às vezes mantendo os olhos quase fechados. Não deixo nenhum obstáculo em que possa tropeçar entre minha cama e o banheiro. Todo dia aguardo ansiosamente o momento de me retirar para o espaço sagrado que criei.

Mudar hábitos alimentares foi outro desafio imenso. Felizmente, adoro comida vegetariana, azeite e manteiga, de modo que passar a uma dieta livre de glúten, com alto teor de gordura, pouco carboidrato e alimentos com médio teor proteico funciona bem para mim. Alguns anos atrás, quando a indústria alimentícia — e os médicos — promoveu a moda da dieta com baixo teor de gordura, mergulhei nela de corpo e alma. Quase tudo que comprava vinha com o selo de *low-fat*. Eu lia os rótulos para verificar o conteúdo de gordura, mas não prestava atenção alguma aos potenciais danos do açúcar, dos adoçantes artificiais, dos aditivos e tudo o mais infligido a nós pelos outros ingredientes danosos dos alimentos processados. Não era de admirar que sofresse com problemas digestivos — sobretudo inchaço após as refeições, bem como indigestão. A certa altura, um médico iniciou o tratamento para refluxo gastroesofágico, receitando esses comprimidos roxos horrorosos tão amplamente prescritos, mas com efeitos colaterais prejudiciais, em particular entre mulheres com tendência a osteoporose. Não segui uma dieta livre de glúten e pobre em carboidratos logo no início do protocolo. Mas larguei o açúcar e os adoçantes artificiais. Assim que me adaptei à dieta e parei de ingerir glúten, não pude acreditar em como me sentia melhor. Nada mais de barriga inchada nem de gulas irresistíveis. E perdi quase oito quilos em seis meses. Minha energia voltou, mas, o mais importante, a névoa sumiu do meu cérebro e passei a raciocinar claramente outra vez.

Ao mesmo tempo, travei uma guerra contra a inflamação e a exposição a neurotoxinas — especialmente ao mofo, no meu caso. Fiz um detox no meu organismo e eliminei o mofo de casa, mas existe a preocupação de ainda haver esporos vivendo no meu corpo devido às reações violentas que tenho na proximidade de ambientes com mofo.

Perto dos quarenta anos, comecei a sentir uma dolorosa artrite nas mãos e nos joelhos. Na maioria das manhãs acordava com tanta rigidez que tinha de descer a escada de lado, para evitar que meus joelhos se dobrassem muito. Após um ano seguindo o protocolo, percebi que a artrite havia desaparecido. Acredito que o suplemento de açafrão/curcumina eliminou a inflamação não só no meu cérebro, mas também nas minhas articulações. Foi um benefício maravilhoso e inesperado para mim. Hoje subo e desço a escada correndo e sem dor nas mãos nem em nenhuma outra parte do corpo. Tenho mais flexibilidade que a maioria das pessoas com metade da minha idade.

Além de tomar os suplementos recomendados pelo Protocolo RECODE, tento, na medida do possível, me proteger de substâncias prejudiciais. Só bebo água filtrada em copo de vidro ou aço inoxidável. Não utilizo recipientes plásticos nem de alumínio. Consumo alimentos integrais, sempre que possível orgânicos, e nunca compro alimentos processados. Não consumo glúten e me inclino a uma dieta cetogênica com elevado teor de gordura, médio de proteína e baixo de carboidrato. Jejuo por dez horas ou mais entre o jantar e o café da manhã. Periodicamente faço um jejum de 24 horas, consumindo apenas água. Uso condimentos anti-inflamatórios, como canela (um quarto de colher de chá diariamente), pimenta-caiena, pimenta-do-reino e açafrão. Mantenho a boa higiene bucal escovando os dentes e passando fio dental com frequência. Compro produtos domésticos seguros e faço a limpeza usando itens básicos como vinagre e bicarbonato de sódio. Gero desafios mentais para mim mesma fazendo cursos em nível de graduação de temas complicados como neurologia. Constantemente pesquiso artigos científicos sobre neurociência e demência. Leciono em uma importante universidade da Costa Leste, o que exige muito da minha concentração — tenho de ler e dar aula sobre todos os artigos que mando meus alunos estudarem. Também dou aulas de ioga pela manhã e pratico diariamente em casa. Além disso, faço 45 minutos diários de exercícios aeróbicos, quatro ou cinco vezes por semana, seja na esteira, seja pedalando. Medito vinte minutos por dia e durmo pelo menos entre sete e sete horas e meia toda noite. Mantenho o estresse em um nível mínimo. Levo uma vida social ativa com amigos e a família. E — isso é crucial — mantenho uma atitude positiva.

Vale reiterar que o processo de recuperação é lento. Minha confusão mental e os lapsos de memória não desapareceram do dia para a noite. A recuperação se desenrolou de maneira gradativa. Em diversas ocasiões, surpreendi-me ao constatar como me sentia diferente — o véu de obscuridade era erguido. Os pensamentos passavam a vir com mais facilidade e de maneira ordenada. Comecei a ler outra vez e a compreender o que lia. Meu cérebro ficou tão afiado que certa manhã saí pela casa gritando "Consigo pensar, meu cérebro voltou!". A clareza pareceu muito diferente e pouco familiar. Clareza de raciocínio não era algo que eu vivenciava constantemente no início do meu tratamento — ela ia e vinha —, mas, com o tempo, os períodos de clareza passaram a durar mais. Descobri que passara a lidar facilmente com tarefas em que viera tendo dificuldade, como cuidar das finanças, pagar contas e planejar. Parei de precisar voltar repetidamente ao primeiro parágrafo de um artigo. Notei que escutava as pessoas quando falavam, entendia o que diziam e era capaz de acompanhar a conversa e responder de maneira adequada. Comecei a ler livros outra vez. Não tinha mais dificuldade frequente para encontrar a palavra certa ao falar.

A fadiga e o estresse são inimigos do raciocínio lúcido e, para mim, um lembrete da fragilidade do meu cérebro e da necessidade de manter a vigilância e protegê-lo seguindo o protocolo. A ideia de regredir me aterroriza, assim aprendi a me resguardar contra o cansaço ou o estresse excessivo. Ioga e meditação diária ajudam bastante nesse aspecto. Mesmo tendo me formado como professora de ioga, ainda preciso de aulas. Como professora, meu foco são os alunos. Como estudante, concentro-me na prática. A conexão mente-corpo obtida com as posturas e a respiração plena traz relaxamento e harmonia simultaneamente à mente e ao corpo. O oxigênio e o fluxo sanguíneo para o cérebro aumentam. Acredito que novas células cerebrais são formadas durante a ioga conforme a pessoa exercita as posturas e a respiração coordenada. Há tantos outros benefícios derivados dela, incluindo paz espiritual, equilíbrio, aumento da mobilidade e lubrificação das articulações. Experimente!

Eu precisava voltar ao trabalho. Após cerca de dez meses no protocolo, senti que estava preparada para aceitar um serviço de consultoria por um breve período. Foi assustador porque envolvia viajar para um ambiente estressante no exterior e eu sabia que perturbaria minha rotina. Significaria maiores desafios em encontrar a comida certa e evitar glúten. Minimizar a privação de sono durante voos de catorze a dezoito horas não era fácil. Planejei paradas que possibilitassem me hospedar à noite para evitar a perda de sono. Máscaras de dormir e protetores de ouvido são essenciais. Descobri que me exercitar ao chegar de um voo ajuda a regular o relógio biológico.

Por mais que tivesse feito um bom planejamento, sofri um retrocesso. Meu primeiro trabalho se estendeu além do originalmente combinado e meus suplementos acabaram. O trabalho era estressante devido à pouca segurança, e eu não dormia o suficiente. Comecei a ter períodos de confusão mental. A combinação entre ausência de suplementos, sono inadequado e estresse resultou em um revés na minha recuperação. Foi um enorme sinal de alerta. Claramente ilustrava a importância de manter a programação. Após estar em casa por duas semanas, consegui voltar ao ponto anterior à viagem.

Uma gripe me fez retroceder brevemente. Fiquei mal demais para conseguir comer, tomar os suplementos, me exercitar ou até meditar por quase duas semanas. Precisei lutar para superar também esse episódio. O principal aprendizado: o protocolo é um processo que visa curar muitos aspectos da demência, mas para que o sucesso seja permanente é preciso manter um total comprometimento com o novo estilo de vida.

Repito, a cura de um cérebro que passou por anos de negligência e abuso não ocorre de uma hora para outra. Os danos aconteceram insidiosamente ao longo de muitos anos antes de chegarem a um declínio cognitivo perceptível. Ainda que eu tenha começado a vivenciar inúmeras mudanças positivas poucos meses depois de iniciar o protocolo, reverter a perda de memória é um processo constante. O trabalho nunca cessa. Não sinto como se estivesse "curada", mesmo após a reversão do Alzheimer. Tornei-me uma pessoa tão funcional — e, em muitos casos, ainda melhor — quanto sempre fui na vida. O Protocolo ReCODE consiste essencialmente em adotar mudanças determinantes no estilo de vida. Seguir o protocolo com constância — obediência contínua — é a coisa mais difícil que já fiz. Mas continuo a fazê-lo porque tenho medo. Temo que a doença volte e, caso isso aconteça, eu não seja capaz de superá-la outra vez. Assim, mando os suplementos para dentro, consumo alimentos orgânicos e integrais, eliminei o açúcar e os carboidratos simples, medito duas vezes por dia, faço ioga, exercícios aeróbicos e musculação, cuido bem do meu sono, permaneço calma e socializo com humanos e animais.

Haja vista as complexidades do problema e os estágios variados em que a pessoa inicia o protocolo, o resultado não é garantido. Ele funciona para todo mundo? Infelizmente, não. Os motivos podem incluir o grau de declínio cognitivo em que se começou o protocolo ou outros mistérios da doença ainda por serem desvendados. E algumas pessoas, independentemente de seu medo do Alzheimer, não permanecem dentro do protocolo. Para dar resultado, é preciso segui-lo. Às vezes damos um passo para a frente e dois para trás. Como eu disse antes, leva tempo. Medidas meramente paliativas não chegam a lugar algum com esse protocolo. Hoje em dia dou treinamento para pessoas que o seguem sob supervisão médica. Como todos os componentes para a cura do cérebro, o treinamento é necessário, pois os médicos não têm tempo de orientar o paciente durante o tratamento. Quando meus clientes reclamam de ter de ficar sem açúcar, glúten e legumes com amido, aconselho que se ofereçam como voluntários em uma clínica de pacientes de Alzheimer e então decidam se estão dispostos a fazer o necessário para curar seus cérebros. Acho que respeitar o protocolo é mais fácil para aqueles de nós que presenciamos um pai ou uma mãe sucumbir lentamente à doença. Sabemos perfeitamente o que o futuro nos reserva se baixarmos a guarda.

A miraculosa reviravolta iniciada quando conheci o dr. Bredesen, nove anos atrás, continua dia após dia. Dificilmente poderia haver uma paciente mais disposta. Estava tão desesperada que comeria terra se achasse que isso traria meu cérebro de volta. Como vim a descobrir, não precisei fazê-lo, mas embarquei no trabalho mais desafiador da minha vida. O dr. Bredesen desenhou o mapa. Eu o segui.

Fico feliz pela oportunidade de compartilhar parte da minha história na esperança de proporcionar a outros a coragem de seguir por esse caminho para reverter sua perda de memória. Devo minha vida ao dr. Bredesen e serei eternamente grata a ele e ao incrível trabalho que realiza para curar o Alzheimer de tanta gente. O trabalho do dr. Bredesen lança uma luz na masmorra de desespero onde vivem as pessoas com Alzheimer.

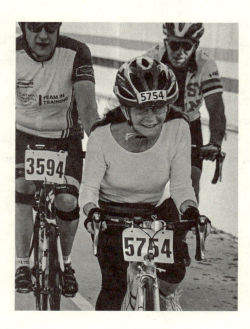

COMENTÁRIO: Kristin tem hoje 77 anos, segue o protocolo há nove e continua bem. Onde estaríamos sem ela? Kristin foi a primeira, e seu empenho e observância do tratamento ajudaram-na a confirmar que nossa teoria e nossas conclusões eram de fato válidas.

Quando a amiga de Kristin me pediu que a visse, fiquei preocupado – o requerimento para a realização de um ensaio clínico para o novo protocolo que desenvolvêramos em 2011 acabara de ser negado. A comissão julgadora nos informou que o protocolo devia ter uma única variável – um medicamento ou uma mudança de estilo de vida, não um programa. Desse modo, eu não tinha nada a oferecer a Kristin exceto os dados e conclusões dos meus muitos anos de experimentos laboratoriais. Quando ela me ligou três meses depois e contou como estava melhor, percebi que, pela primeira vez, ali havia uma abordagem com o potencial de ajudar inúmeras pessoas necessitadas. Desliguei o telefone, virei para minha esposa e exclamei: "Ela melhorou!".

E se Kristin tivesse desistido após alguns dias? E se não tivesse se dedicado ou tivesse ignorado a maior parte do programa e não houvesse identificado qualquer benefício? Isso teria afetado as inúmeras pessoas que desse modo nunca teriam ouvido falar do programa. Porque, por mais bela que uma teoria soe, dados de tubos de ensaio, moscas-da-fruta e ratos de laboratório jamais poderiam substituir a necessidade do sucesso em pacientes humanos (como T. H. Huxley afirmou, "A grande tragédia da ciência é a destruição de uma linda hipótese por um horrível fato"). Certamente muitos tratamentos propostos para Alzheimer que se revelaram bastante eficazes em ratos fracassaram em humanos. Até Kristin entrar em cena. Assim, em nome de todos os envolvidos – os inúmeros pacientes que se beneficiaram do protocolo, seus filhos e gerações seguintes, e todos os médicos, neuropsicólogos, enfermeiras, nutricionistas, coaches de saúde e outros profissionais que o utilizaram –, meus sinceros agradecimentos a ela.

2. A história de Deborah: Filha de peixe...

Um pai segura a mão da filha por pouco tempo,
mas conserva seu coração para sempre.
Anônimo

Durante a maior parte da vida, não acreditei de fato que fosse chegar a ter demência. Eu me preocupava, às vezes até demais, porque no meu caso a demência é de família. Mas de algum modo simplesmente não achava que pudesse acontecer *de verdade* comigo. Estava enganada.

Meu nome é Deborah. Tenho 55 anos. Sou casada com o amor da minha vida (desde a faculdade) há 29 anos. Temos quatro filhos maravilhosos, adolescentes e com mais de vinte anos, bem como uma porção de cães e gatos. Estudei na Universidade Harvard, formando-me com honras em estudos e governança do Leste Asiático. Algum tempo depois, me formei com honras na faculdade de direito da Universidade da Pensilvânia. Meu trabalho me levou do jornalismo (ABC News) ao direito (direito familiar: divórcios, custódia de menores) e ao teatro (atuando, dirigindo e produzindo, mais recentemente no circuito off-Broadway).

Conto isso porque é importante para minha história, pois, depois dos quarenta, a despeito de toda uma vida exercendo a capacidade de raciocínio, não conseguia mais fazê-lo direito. Estava nos primeiros estágios do declínio cognitivo, a caminho da demência do Alzheimer. Como resultado, não podia mais ser o tipo de mãe que meus filhos esperavam de mim, e trabalhar como jornalista, advogada ou diretora de teatro já não parecia profissionalmente viável no meu caso.

Pensei muito em como compartilhar minha história de declínio cognitivo precoce. Ao falar sobre o que aconteceu — com qualquer pessoa que não amigos íntimos e família —, sempre uso um pseudônimo ou apenas o primeiro nome. Por quê? Bem, no começo eu ficava constrangida. E, às vezes, envergonhada. Eu me preocupava com o que meus conhecidos pensariam. Achariam que eu era menos inteligente? Ficariam sem graça e me evitariam? Ou apenas duvidariam de mim em silêncio quando emitisse alguma opinião? Se perdesse minhas chaves ou esquecesse o que pretendia dizer, seria encarada com expressão de pena, seus olhos dizendo: *Oh, não, ela está mesmo cada vez pior?* Provavelmente.

Também hesito em falar sobre o que aconteceu porque em algumas das ocasiões nas quais ousei me abrir percebi o ceticismo e o desprezo de algumas pessoas (embora certamente não a maioria). Elas perguntavam se eu não estaria me "preocupando desnecessariamente" com o "processo natural de envelhecimento"? Ou talvez estivesse apenas exagerando, sugeriam com ar condescendente. Afinal, todo mundo esquece as coisas de vez em quando, ou deixa de reconhecer alguém, ou se perde, ou troca as palavras, ou não lembra onde leu tal coisa... não é?

Mas hoje, seis anos depois de reverter meus sintomas com o protocolo do dr. Bredesen, minha cabeça está mais focada e ágil do que nunca. Todos os meus sintomas de declínio cognitivo desapareceram. Assim, decidi que chegou a hora de contar aberta e honestamente a história do que aconteceu comigo e de como melhorei. Quero que todos saibam que a demência do Alzheimer pode não só ser prevenida, como também, sobretudo nos estágios iniciais, revertida. Então, para você por aí que talvez seja exatamente como eu, mas ainda não se deu conta, eis a minha história.

Há sete anos, minha ignorância sobre o início da demência era quase total. Nunca ouvira o termo *declínio cognitivo precoce*. Não conhecia os sintomas iniciais que acabavam resultando em Alzheimer. Não fazia ideia de que a pessoa podia ter esses sintomas por vinte ou trinta anos antes de ficar tão incapacitada que ao chegar ao médico recebia o diagnóstico de Alzheimer. Mas deveria saber.

Minha avó — mãe do meu pai — morreu de Alzheimer. Fora professora de matemática e física muito antes de ser comum mulheres lecionarem essas disciplinas. Mas ao se aproximar dos setenta anos, pouco depois do falecimento do meu avô, começou a ficar muito confusa e esquecida. Até que certa noite meu pai recebeu a tão temida ligação. A polícia encontrara minha avó vagando por uma rodovia agitada de Minnesota em plena nevasca. Ela disse que estava apenas indo para sua casa em Buffalo, Nova York, mas meu pai sabia que não era nada disso; ela estava a caminho, nas palavras dele, de um "inferno em vida".

Meu pai também morreu de Alzheimer. Seis meses atrás.

A dolorosa ironia da doença e da morte agonizante do meu pai não escapou a ninguém que o conheceu. Era um brilhante neurologista e excepcionalmente compassivo. O médico a quem todos os especialistas encaminhavam seus casos "misteriosos", pois pensava tanto dentro como fora da caixa. Desenvolveu tratamentos para esclerose múltipla e foi pioneiro na prevenção de AVC. Descobriu novas maneiras de aliviar a dor, especialmente para vítimas de enxaqueca, porque, ele dizia, ninguém deveria ser obrigado a sofrer. Meu pai muitas vezes me dizia: "Nunca poderei me aposentar", porque havia gente demais necessitada da sua ajuda. Acreditava que as pessoas deveriam fazer tudo em seu poder para se auxiliarem mutuamente e nunca desistir. Mas, às vezes, havia alguns pacientes além da ajuda dele, como os que meu pai diagnosticou com Alzheimer. Nesse caso, ele apenas sentava na sala de casa e chorava.

Sempre afirmei que não consegui discursar no enterro do meu pai porque não havia palavras capazes de lhe fazer justiça. E sinto o mesmo escrevendo a seu respeito agora. De modo que apenas direi o seguinte: a despeito de tudo que fazia pelos pacientes, meu pai sempre esteve presente para mim também. Depois que saí de casa, podia ligar com qualquer problema, grande ou pequeno, a qualquer hora do dia ou da noite, e ele se punha imediatamente ao meu dispor, oferecendo-me sua gentil orientação. Para mim nunca houve maior fonte de sabedoria sobre como criar meus filhos ou lidar com alguma crise do que meu pai. Estou certa de que também podia ler meus pensamentos e sempre compreendia exatamente como me sentia sem que eu precisasse lhe contar. De todas as coisas que compartilhamos, nada nos unia tão completamente quanto nosso amor por cães. Ele me deu meu primeiro cachorro, Bruno, filhote de seu próprio cão, nascido na cozinha, quando eu estava com 23 anos. Durante as primeiras oito semanas de vida, ele nutrira Bruno com aveia, leite e mel, então o pôs em meus braços, dizendo: "O importante é dar amor para ele".

Não sei quando meu pai percebeu sua demência, pois nunca tocamos na questão. Mas sei que sabia. Um dia, quando sua memória começou a falhar, ele se perdeu dirigindo — ficou muito perdido. Havia ido ao mercado, mas, depois de várias horas, não voltara. Junto de minha filha, rodei por toda parte, desesperada atrás dele. Lembro que era a hora do rush e as ruas estavam cheias de carros e pessoas. Então, quando passava por um cruzamento a cerca de vinte minutos de sua casa, vi meu pai passar por mim como que hipnotizado. Dei meia-volta no meio do trânsito como uma doida, emparelhei com seu carro e buzinei para chamar sua atenção. Ele finalmente olhou pela janela, me viu e deu um pequeno sorriso. Gesticulei que me seguisse e ele obedeceu. Quando chegamos em casa, nos sentamos na cozinha em silêncio. Expliquei o que acabara de acontecer e disse-lhe que se fosse ele que tivesse me encontrado perdida daquele jeito teria me levado para tirar umas "fotos do meu cérebro". Ele olhou para mim e disse com clareza e determinação: "Ninguém pode fazer nada a respeito do problema que tenho". Ele sabia.

Não faço ideia, porém, de exatamente quando ele reconheceu pela primeira vez o próprio declínio cognitivo. Teria sido apenas quando começou a se perder? Ou décadas antes, ao não conseguir mais identificar muito bem o rosto das pessoas ou começar a perder o interesse pela leitura? Posso dizer por experiência própria que é extremamente difícil perceber os sintomas iniciais do declínio cognitivo. Isso porque podem ser muito sutis, com aumentos tão pequenos que você mal os nota. Um dia se está perfeitamente bem fazendo algo, como conversar numa língua estrangeira ou se orientar por uma cidade nova, e então, anos depois, você percebe que não é mais tão bom nisso. Apenas não sabe o porquê.

No meu caso, o primeiro sintoma identificável de declínio cognitivo foi minha dificuldade em reconhecer rostos. Começou perto dos quarenta anos. Eu me lembrava das pessoas mais próximas a mim com facilidade, mas reconhecer alguém ligeiramente fora do meu círculo imediato ficou complicado. Meu problema era diferente de ter dificuldade em lembrar o nome de alguém ou não ser capaz de lembrar como ou onde conheci tal pessoa. Eu simplesmente não reconhecia muita gente que via regularmente. Não tinha sequer aquele reflexo de reconhecimento que sentimos quando encontramos alguém sem lembrar onde já o vimos. Eu não sentia nada.

Aprendi truques para identificar as pessoas. Uma mulher que via com frequência na escola dos meus filhos, por exemplo, tinha um cabelo preto particularmente longo que chamava a atenção, assim podia reconhecê-la contanto que ela nunca cortasse o cabelo. Outras vezes eu reconhecia a pessoa pelo cachorro que levava para passear, pela bolsa que carregava ou talvez pelo carro que dirigisse. Meu marido e meus filhos, e meus amigos mais próximos, aprenderam a me ajudar. Quando alguém que eu deveria saber quem era se aproximava, sussurravam rapidamente o nome, assim eu saberia de quem se tratava.

Jamais esquecerei o momento no qual percebi que o reconhecimento facial era um problema de verdade para mim. Trabalhando na barraca de doces da feira municipal certo verão, vi pessoas que encontrara em outros contextos se aproximando para comprar bolos e cookies. Ao me reconhecer, algumas tentavam iniciar uma conversa ou perguntar qualquer coisa. Mas, impossibilitada de usar meus truques de memória (nada de cão! nada de bolsa! nada de carro!), fiquei perdida. Todos pareciam estranhos. Entrei em pânico e me mantive ocupada pelo restante do dia organizando os bolos no fundo da barraca.

À noitinha, saí para caminhar pela feira. Vi uma mulher segurando a mão de sua filha, comprando algodão-doce. Não a reconheci de fato, mas achei — com base na cor do cabelo e na altura das duas — que mãe e filha deviam ser uma dupla que eu geralmente via junto ao mastro da bandeira na saída da escola. Pensei comigo mesma: *Deixe de ser tão insegura. Pare com isso. Seja mais confiante. Arrisque-se.* Assim, foi o que fiz. "Oi! Tudo bem?", perguntei toda animada. Ela me encarou com espanto. "Ah, desculpe", murmurei, e me afastei. Nunca nos víramos antes.

Depois dessa, comecei a fugir de certas situações sociais. Sempre me perguntei se durante essa época as pessoas achavam que eu era rude ou apenas reclusa. Não pretendia ser uma coisa nem outra. Mas é realmente assustador não saber quem é determinada pessoa que você deveria conhecer; não saber o que dizer ou o que perguntar. Incontáveis vezes, pensei que devia ter dito "Desculpe. Tenho um problema de reconhecimento facial. Como é seu nome mesmo?". Mas não tinha coragem para tanto. Ficava constrangida demais. Quando se aproximava de mim alguém que claramente me conhecia, mas a recíproca não era verdadeira, eu agia (se possível) como se estivesse com pressa, dizendo algo como "Desculpe, estou atrasada para buscar meu filho".

Ou talvez, se isso acontecesse no mercado, conforme me desvencilhava de alguém amistoso, "Opa, esqueci maçãs/presunto/cereais", o que me viesse à cabeça, e caía fora.

Na época, não fazia ideia de que a dificuldade de reconhecimento facial pudesse ser um sintoma de declínio cognitivo. Se soubesse, talvez tivesse ficado mais alarmada. Em vez disso, pesquisei um pouco e concluí que desenvolvera prosopagnosia, uma doença sem tratamento, embora não necessariamente indicativa de um problema maior. Lembro-me de perguntar a meu pai, quando ele já ingressara nos estágios iniciais do Alzheimer, se tinha esse problema. Ele me disse, "Ah, tenho; se estiver num evento sem crachás, fico perdido. Eu odiava aquelas festas. E aquelas salas de descanso para os médicos. Achava mil vezes melhor ficar em casa". Nunca se queixara de não reconhecer as pessoas; um pouco depois começara a evitar situações potencialmente constrangedoras. Concluí equivocadamente que ambos sofríamos de prosopagnosia.

À medida que avancei pelos quarenta anos, notei que já não era mais tão boa em um monte de coisas em que costumava ser proficiente. Na adolescência e após os vinte anos, aprendera diversas línguas estrangeiras, mas não conseguia mais falar nenhuma delas. Meu espanhol, no qual fora quase fluente, tornara--se vacilante e enferrujado. Meu russo e meu chinês, nos quais conversava tranquilamente, pareciam ter desaparecido do meu cérebro por completo. Nas poucas ocasiões em que tive oportunidade de usar um ou outro, não consegui ir além do "olá".

Eu costumava ser ótima em me orientar por lugares desconhecidos. Quando meu marido e eu íamos de carro a algum lugar novo, era ele quem parava para pedir informações. Eu adorava a sensação de conseguir me localizar sem perguntar a ninguém. Mas as coisas mudaram. Em algum momento na casa dos quarenta anos, parei de apreciar a sensação de encontrar o caminho sozinha. Não era mais boa nisso. Cidades desconhecidas pareciam um emaranhado inextrincável de ruas e, sem o GPS, eu ficava em apuros. E o próprio ato de dirigir passou a ser cada vez mais um gatilho da ansiedade. Sentia que não era mais capaz de controlar tudo que podia dar errado num trajeto qualquer.

E também havia a música. Eu aprendera piano quando criança, e gostava especialmente de ler partituras de canções da Broadway à primeira vista e já cantar junto ou de tocar músicas clássicas comoventes. Mas depois dos quaren-ta, não conseguia mais cantar. E então, quando estava perto de me tornar uma cinquentona, sentada diante de um piano pela primeira vez em mais de uma década, olhei para uma partitura e percebi que não era capaz de ler as notas.

As outras alterações cognitivas que sofri dos quarenta aos cinquenta anos foram numerosas, embora nenhuma parecesse particularmente dramática de maneira individual, e tudo podia ser explicado com a ideia de que "estava apenas envelhecendo". Comecei a perder o amor pela leitura, pois não conseguia lembrar o que acabara de ler. Larguei um curso porque achei o material denso demais e não conseguia reter o que aprendera, algo tão simples para mim quando estava na faculdade. Achava cada vez mais difícil participar de reuniões, principalmente ao final do dia. Se houvesse algo que quisesse dizer durante uma delas, em geral ficava repetindo o tópico sem parar na cabeça para não esquecer, até chegar minha vez de falar.

Também comecei a não conseguir acompanhar as conversas que não eram "da minha área" porque achava difícil compreendê-las. Nem filmes complicados, e às vezes ficava em casa quando meu marido e meus filhos adolescentes iam ao cinema. Lembrar as minhas tarefas se tornou praticamente impossível. Meus filhos passaram a escrever qualquer favor que queriam que eu fizesse para eles em um grande pedaço de papel na cozinha. Sabiam que de outro modo o assunto não seria resolvido. Eu lhes dizia que achava tão difícil lembrar das coisas porque "estava cheia de assuntos para resolver". Mas era especialmente estranho para mim, porque sempre tive ótima memória para os detalhes: datas e horários; endereços e telefones; compromissos e listas.

Ajudar meus filhos com a lição de casa durante esses anos também se tornou uma tarefa cada vez mais frustrante. Era comum eu me sentir confusa quando tentava entender uma lição ou editar o que escreviam. Não tinha acesso ao vocabulário que costumava ter e me sentia desanimada por não conseguir mais escrever com facilidade. Minha velocidade de digitação despencou. Quando exercia a advocacia era muito rápida, mas depois dos quarenta descobri que meus dedos não conseguiam mais voar pelo teclado. Às vezes tinha até dificuldade em lembrar as senhas dos meus armários na academia.

Também comecei a perder, ou quase perder, compromissos — algo que raramente, se é que alguma vez, acontecera antes. Eu racionalizava dizendo que apenas era uma pessoa *muito* ocupada. Mas como resultado fiquei cada vez mais ansiosa com a minha programação, cada vez mais dependente de vários calendários e alarmes para me manter a par de tudo. Durante esses anos, passei a ter dificuldade para dormir e achava frustrante que o café já não me ajudasse a ficar alerta de manhã.

Especialmente preocupante para mim nessa época era me sentir mentalmente exausta todos os dias após as quatro da tarde, sem motivo aparente. Eu me perguntava por que meu cérebro estava tão cansado. Vivia ruminando, *Qual o problema comigo?* Mas não encontrava resposta.

Talvez você pense que uma lâmpada deveria ter se acendido em minha cabeça em algum momento e me alertado para a chegada da demência, com todos meus problemas de reconhecimento facial, a incapacidade de falar línguas estrangeiras em que fora fluente no passado ou a fadiga cerebral no fim da tarde. Mas não. Para começar, não fazia ideia de que pudesse ocorrer tão cedo. E segundo, não sabia quais eram os sintomas. Simplesmente presumia que fosse coisa da idade, embora muito mais cedo do que acontecera com meus amigos. Imaginei que ficara enferrujada em línguas e música por falta de prática. Talvez estivesse em negação. A negação pode ser uma poderosa resposta a um problema que (até onde eu sabia, na época) não tinha solução.

Além do mais, cada uma dessas alterações cognitivas veio em micropassos ao longo de um período de dez anos. Para mim, foi o que tornou o começo do Alzheimer particularmente traiçoeiro. Não é possível perceber o progresso da doença quando acontece com você. Para piorar a situação, um cérebro confuso não é muito bom em identificar as próprias fraquezas, então é pouco provável que algum alarme soe. Consigo identificar todas essas alterações hoje apenas porque reverti o curso da doença e adquiri uma clareza recém-conquistada de quais habilidades mentais e funções cognitivas haviam declinado. Sem essa reversão, jamais poderia ter escrito sobre nada disso.

Lembro-me de escutar, nessa época em meu carro, uma entrevista na NPR certo dia e de ficar admirada com a capacidade do jornalista e do entrevistado em dialogar animadamente com aparente facilidade. Como faziam aquilo? Antes eu também tinha essa capacidade? O que acontecera comigo? Era como se houvesse uma parede ou uma teia de aranha entre meu cérebro e o mundo, e me fosse exigido demasiado esforço para atravessá-la só para fazer uma pergunta ou apresentar um argumento, que dirá então ter uma discussão significativa. O que costumava ser fácil e divertido — participar de um diálogo envolvente — havia se tornado um esforço. Um esforço mental exaustivo.

Mais do que qualquer outra coisa durante esses anos, contudo, apenas queria ser boa mãe para meus filhos. E sou grata por, pelo menos durante esse período, ainda poder abraçá-los e amá-los. Ainda podia buscá-los na escola e perguntar sobre seu dia. Ainda podia ficar com cada um deles antes de dormir e conversar sobre seus sentimentos. Mas não conseguia lembrar se me pediam algo do supermercado. Era incapaz de acompanhar a programação deles. Não conseguia ajudar muito nas lições. E me sentia como se estivesse com grande dificuldade para acompanhar nossas vidas, como resultado sendo incapaz de realmente usufruir do fato de estarmos juntos.

As pessoas muitas vezes perguntam se durante esses anos meu marido ficava preocupado. O que ele notou? E a resposta é que, como eu, ele percebeu que havia algumas coisas comigo que não estavam "certas", embora não soubesse explicar. Ele sabia que eu tinha cada vez mais dificuldade em reconhecer as pessoas e tentava me ajudar a me virar em situações sociais, mas não fazia ideia do que causava o problema. Notou que eu estava ficando esquecida, às vezes até perdendo compromissos (algo especialmente incomum para mim), mas presumia que era por haver "tanta coisa acontecendo" nas nossas vidas. Observou que eu ficava mentalmente cansada com muita frequência, sobretudo ao final da tarde e no início da noite, mas pensou que fossem sinais da velhice. Quando lhe contei que às vezes sentia meu raciocínio ficando confuso ou que não me sentia mais mentalmente afiada, ele me tranquilizava dizendo que era jovem demais para sofrer de demência. Hoje, relembrando, ele conta como durante esses anos eu havia ficado com o raciocínio mais lento e vinha usando menos palavras sofisticadas, mas na época essas mudanças eram difíceis de identificar, por estarem acontecendo tão gradualmente.

Para ser justa, eu também ficara muito boa em compensar as coisas que não estavam mais funcionando tão bem. Com meu pai ocorrera o mesmo, dos quarenta aos cinquenta anos, quando sua saúde começou a deteriorar. Ambos encontramos maneiras de contornar nossas fraquezas, e sempre fizemos o melhor possível para acompanhar o que acontecia, a despeito de estarmos mais lentos. Tanto ele como eu queríamos evitar que alguém soubesse que não estávamos mais tão afiados quanto antes. O resultado era que as pessoas à minha volta geralmente não faziam ideia do meu tremendo esforço só para parecer "normal". Fui — durante esses anos — como um pato. Observando-me nadar pelo lago, você pensaria que estava tudo ótimo. Mas se olhasse sob a superfície, teria visto que batia os pés feito uma louca.

E depois, com quase 48 anos, aconteceram duas coisas que finalmente me fizeram pensar que devia estar em apuros. Certa noite, chamei minha cadela no quintal, mas em vez de gritar seu nome — "Maisy!" —, gritei o nome do que preparava para o jantar — "Chili!". Pouco depois disso, ao levar meus filhos para a escola, afirmei ao operador do pedágio que tinha desconto por estar numa "teleconferência", quando quis dizer "carona solidária". Tais coisas podem parecer pequenos deslizes de linguagem, e talvez fossem, mas eu sabia que não podia ignorá-los. Nunca cometera lapsos como esses antes.

Assistindo ao noticiário vespertino local, algumas semanas antes, minha mãe vira uma matéria sobre uma clínica de prevenção da demência. "Talvez fosse bom conhecer", sugerira ela delicadamente. "Não", respondi, "ainda não. Quem sabe daqui a dez anos." Mas após anos me preocupando em silêncio com meu "envelhecimento mental", esses dois lapsos dispararam meu alarme de incêndio pessoal. Eu precisava de ajuda. Peguei o telefone e liguei para a clínica. Cheguei para a consulta esperando aprender tudo que houvesse para saber sobre prevenção da demência e um pouco receosa do que o médico pudesse constatar. Sentada na sala de espera com minha mãe, vi pacientes em estágios variados de Alzheimer. Eu me senti jovem demais e deslocada, e fiquei determinada a provar que meu cérebro estava ótimo. Na consulta inicial, mencionei algumas preocupações: meus problemas de reconhecimento facial, a sensação de "confusão mental" durante as reuniões de trabalho e o fato de estar tão "esgotada" na maior parte do tempo. Então o médico me pediu para fazer um demorado teste cognitivo (de várias horas). Achei que seria moleza, mas percebi logo na primeira questão que o teste na verdade era um pouco difícil. "Em que andar estamos?", perguntou o aluno de medicina que me passava o teste. Não consegui lembrar se tomáramos o elevador ou subíramos pelas escadas. Chutei. Primeiro?

No fim, meus resultados foram variados. Muitas pontuações estavam consistentes com o que achavam que deveria obter baseado na parte de QI do teste (que, segundo explicaram, geralmente permanece quase inalterado até um estágio bem avançado da doença). Em outras partes do teste, contudo, especialmente as que eram um pouco mais sofisticadas, como a seção sobre codificação, minha pontuação estava muito abaixo do que era esperado, mas nada suficientemente baixo para causar alarme imediato (abaixo da média, por exemplo, mas não do 10º percentil). Segundo o médico me explicou, como não podia dizer se meu resultado desigual representava o "normal" para mim, devíamos considerar esse teste como minha linha de base, e a cada seis meses eu podia repeti-lo e ver se houvera alguma alteração.

O médico em seguida recomendou que eu fizesse um teste genético para descobrir se era portadora do gene comum de Alzheimer, o ApoE4. Inicialmente recusei. Para mim, não parecia fazer sentido saber se tinha o gene quando não havia nada efetivo que se pudesse fazer para prevenir o problema. A única recomendação que ele me fez na ocasião foi que me exercitasse diariamente e que comesse, ou me abstivesse de comer, certos alimentos; duas coisas que podiam, na melhor das hipóteses, adiar (em meses? anos?) o início do Alzheimer. De que serviria ficar mais ansiosa com meu futuro do que já estava?

Mas depois mudei de ideia e acabei fazendo o teste genético. O que finalmente me convenceu foi o seguinte: o médico disse que se soubesse meu status genético, talvez fosse mais fácil me inscrever em um ensaio clínico para Alzheimer, caso precisasse disso em algum momento no futuro.

O resultado não deveria ter me surpreendido. Haja vista meu histórico familiar e meus sintomas, deveria ter imaginado que daria positivo para ApoE4. Mas, quando o médico me contou, na verdade fiquei chocada e aterrorizada — aterrorizada porque sabia exatamente o que estava à minha espera.

Meu pai também começara a mudar após os quarenta anos. Ele ficara visivelmente "mais devagar" em um período de vinte anos. Parou de usar palavras difíceis e fazia menos trocadilhos e piadas. Em algum momento, perdeu o interesse na leitura. Parou de escrever artigos médicos. Também ficava mentalmente exausto ao fim do dia, mudando sua rotina de trabalho de modo que pudesse ir embora do hospital no começo da tarde. Que contraste com o pai que me criara, que costumava trabalhar de catorze a dezesseis horas diárias. Seu mundo social também se estreitou, e havia cada vez menos assuntos sobre os quais gostava de conversar. E também havia seu modo de dirigir. Virou uma fonte de ansiedade. Ele passou a andar exclusivamente na faixa lenta, conforme os demais motoristas passavam a milhão por nós. Localizar-se em lugares novos também se tornou um enorme desafio.

Tenho quase certeza de que em algum ponto durante esses anos ele percebeu que algo estava acontecendo. Mas decidiu manter seu terror guardado para si.

Era típico dele; não queria deixar ninguém preocupado. Enquanto isso, por longo tempo, nós — sua família — não sabíamos. Achamos que estivesse apenas exausto, pagando o preço por ter trabalhado tão duro durante tantos anos.

Então, aos 67 anos, meu pai, o homem que sempre dissera que cuidaria de seus pacientes até os cem anos, decidiu que chegara a hora de parar de clinicar e se mudou para a rua onde eu morava. "Vai ser melhor para sua mãe", explicou.

Na época, porém, não precisamos perguntar por quê.

Sessenta e sete.

Contei sobre meu teste genético apenas a algumas pessoas. Ao contrário de outras doenças, Alzheimer não é um assunto sobre o qual muita gente queira conversar. O estigma é terrível e meu maior medo era que as pessoas questionassem minhas capacidades ou meu juízo se ficassem sabendo. O que isso significaria para meu futuro profissional? Mas confiava em minha querida amiga e cunhada, que escrevera um livro sobre remissões radicais do câncer. Ela era muito versada em novas maneiras de tratar doenças. Disse que recentemente descobrira um artigo intitulado "Reversão do declínio cognitivo", do dr. Dale Bredesen, sobre um protocolo seguido por dez pessoas com casos de declínio cognitivo e/ou Alzheimer, nove dos quais revertidos. Ela o enviou para mim e, pela primeira vez, tive esperança.

Determinada a adiar o que presumia ser o inevitável início da demência — achava que era tudo que podia esperar, na melhor das hipóteses —, decidi seguir, da melhor forma possível, as recomendações feitas pelo dr. Bredesen ao grupo inicial de pacientes. Calculei que não tinha nada a perder e, se o protocolo me garantisse algum tempo a mais com meu marido e meus filhos, teria valido a pena. Além disso, o artigo do dr. Bredesen descrevia que todos haviam sido "muito bons", mas não "perfeitos" em seguir o protocolo. Isso me motivou. Lembro-me de pensar, *Não preciso ser perfeita, só muito boa... Isso eu consigo.*

E assim, de um dia para o outro, fiz o seguinte:

Adotei uma dieta mediterrânea, seguindo os princípios da dieta MIND que encontrei on-line (que é similar, embora criada para pessoas sofrendo de demência).[1] Basicamente, cortei todos os açúcares e farinhas "brancos". Parei com os alimentos processados. Passei a comprar produtos orgânicos. Comia principalmente vegetais e frutas (sobretudo frutas silvestres), ovos, peixe ou frango e apenas cereais integrais. Usava azeite à vontade e consumia abacate e frutos secos oleaginosos.

Minha lista inicial de princípios dietéticos, baseada em parte no protocolo e em parte em minha própria pesquisa, era como segue:

- Nenhum alimento processado
- Nada "branco": farinha branca, açúcar branco etc. (carboidratos simples), apenas cereais integrais
- Verduras diariamente
- Outros vegetais diariamente
- Frutos silvestres diariamente (sobretudo mirtilo)
- Café diariamente (sem exceder a quantidade)
- Frutos secos oleaginosos e sementes diariamente
- Óleo de coco/TCM diariamente (ponho no café e também uso para cozinhar)
- Abacate regularmente
- 1 taça de vinho alguns dias, tinto ou branco
- Chocolate escuro é aceitável
- Ovos são aceitáveis
- Alguns laticínios são aceitáveis — iogurte integral, com baixo teor de gordura
- Carne vermelha (com pouquíssima frequência) limitada
- Queijo (pouquíssima frequência) limitado
- Peixe/aves são aceitáveis — peixe ao menos uma vez por semana, sobretudo salmão
- Eliminar fast food, bolos, doces, manteiga e creme

Desde então, incrementei a dieta, cortando ainda mais cereais e açúcares naturais. Mas isso foi só o começo. Definitivamente, não sou perfeita, mas gosto de pensar que mereço uma estrelinha por ser "muito boa". E embora ame sorvete (desejo ao qual cedo de vez em quando), amo minha mente ainda mais, e isso me ajuda a manter o rumo.

Aprendi a jejuar. Comecei com doze horas por dia, parando de comer depois do jantar e não voltando a fazê-lo senão transcorridas pelo menos doze horas. Foi difícil no início. Adorava tomar meu *latte* matinal (com um pouco de açúcar) no carro levando as crianças para a escola, mas troquei por chá preto ou chá de frutas não adoçado. Nos primeiros meses, morria de fome nas horas finais do jejum, mas acabei me adaptando. Além disso, à noite sempre pensava em dar uma tapeada na fome beliscando alguma coisa, mas (quase sempre) não me permitia. Jejuar desde então passou a ser bem mais fácil e hoje em dia faz parte da minha rotina diária. Atualmente jejuo por mais tempo, em geral de treze a catorze horas. Isso significa que tento parar de comer algumas horas antes de me deitar e não volto a comer a não ser após transcorridas de treze a catorze horas.

Passei a me exercitar quase diariamente, entre trinta e sessenta minutos. Se fosse apenas por meia hora, era importante que fosse vigoroso. O exercício sempre fez parte da minha vida, mas não de maneira constante. Pesquisei informações sobre exercícios e ApoE4 na internet e encontrei um estudo mostrando que indivíduos com o gene que se exercitaram vigorosamente por pelo menos trinta minutos diários, quatro a seis dias por semana, mostraram redução do volume cerebral do hipocampo ao longo de vários anos comparável ao de pessoas sem o gene (envelhecimento regular). Por outro lado, portadores do ApoE4 que não se exercitavam perdiam volume cerebral muito mais precipitadamente. Não havia escolha. Exercício vigoroso (cinco ou seis dias por semana) era meu novo trabalho.

Tentava me exercitar "em jejum". Aprendi sobre como meu cérebro, devido ao ApoE4, não processava a glicose adequadamente da meia-idade em diante, mas que as cetonas — liberadas tanto no jejum como no exercício — podiam ser uma fonte alternativa de nutrição para meu cérebro. Para maximizar a produção de cetonas, tentava me exercitar antes do fim do jejum com a máxima frequência que meus horários me permitiam, pelo menos algumas vezes por semana. Às vezes isso significava levantar até mais cedo do que estava acostumada, mas fiz o que tinha de fazer.

Cuidei do sono, da melhor forma que pude, tentando dormir pelo menos sete ou oito horas seguidas. Escurecia o quarto e o mantinha mais fresco. Fiz do sono uma prioridade, indo para a cama mais cedo, com frequência deitando antes dos meus filhos. Eles, por sua vez, aprenderam a não me perturbar depois que eu dava boa noite. Comecei a tomar melatonina e magnésio antes de dormir e L-triptofano para evitar acordar à noite.

Introduzi suplementos na minha dieta. Comecei com o "básico", os que o dr. Bredesen recomendava para todos no grupo inicial: óleo de peixe, curcumina, B12, vitamina D, probióticos e ácido alfa-lipoico. Depois acrescentei os outros lentamente, um de cada vez, de modo a perceber que efeito teriam em mim e fazer ajustes em função disso (ficava mais sonolenta? nauseada?): ashwagandha, *Bacopa monnieri*, citicolina, CoQ10 (ubiquinol), complexo de vitamina B (nos dias em que não tomava B12). Posteriormente, acrescentaria pregnenolona, NAC (para resistência à insulina), vitamina C, zinco e manganês, conforme descobria minhas deficiências e o que podia me beneficiar especificamente.

Dois anos depois, comecei a tomar hormônios bioidênticos — estrogênio e progesterona — para me ajudar com os sintomas da menopausa e melhorar meu sono, além dos benefícios cognitivos que poderiam conferir. Mas não foi algo que fiz desde o início, por uma série de razões pessoais.

O dr. Bredesen também recomendou que o grupo inicial trabalhasse em desestresse e estímulo cerebral. Tentei ter mais consciência das coisas que me estressavam e limitar esses fatores. E tentei (embora com pouco sucesso) encontrar tempo para meditar ou respirar calmamente. Mas no começo não consegui de fato imaginar como restringir o estresse de uma forma mais deliberada. Quanto ao estímulo cerebral, experimentara um aplicativo chamado Lumosity, mas achei tão difícil que fiquei desencorajada. A ideia de aprender uma língua ou um instrumento estava além das minhas forças. O que eu não sabia na época era que meu cérebro teria uma melhora e que no momento em que isso acontecesse a parte do protocolo sobre o estímulo cerebral seria a mais divertida.

Iniciei o protocolo no fim de abril de 2015. Saber ser portadora do ApoE4, ao mesmo tempo tendo observado o declínio de meu pai, deu-me a força e a determinação necessárias para segui-lo. Eu sabia que minha vida dependia disso. Isso posto, não tinha absolutamente nenhuma expectativa de melhora. Assim, quando ela veio (algo que aconteceu de forma súbita), fui tomada completamente de surpresa.

Avancemos três meses, até julho. Em plena aula de ginástica certo dia, olhei em volta e percebi de repente que agora reconhecia algumas pessoas. Mais do que isso, *sabia* que as conhecia. Nunca tivera essa sensação naquela aula antes. Na verdade, normalmente ficava constrangida de cumprimentar os demais, pois nunca tinha certeza de conhecer a pessoa.

Avancemos mais dois meses, até setembro. Eu estava na escola dos meus filhos para o Dia dos Pais, Mães e Responsáveis. Esse dia normalmente era um gatilho de ansiedade para mim, porque eu não tinha certeza de quem eram os outros ou se *deveria* saber quem eram (exceto quando usavam uma etiqueta com o nome). Dessa vez, porém, na verdade foi divertido. Não só reconheci todo mundo, como também sabia que os conhecia e gostei de me aproximar das pessoas e participar das conversas.

Avancemos mais um mês, até outubro. Meu verdadeiro despertar. Por um período de quatro a seis semanas, outras mudanças vieram, uma após a outra. Literalmente da noite para o dia, senti que despertava ainda mais, como se a névoa cerebral houvesse dissipado. Comecei a me sentir mais mentalmente afiada. Estava muito mais alerta em reuniões e conversas. Minha compreensão e memorização da leitura aumentaram consideravelmente. De repente, *queria* voltar a ler; *queria* aprender. Então, um dia, percebi que estava usando palavras muito mais sofisticadas para explicar o que tentava dizer: insolente em vez de emburrado; belicoso em vez de agressivo.

Durante esse período minha "fadiga das quatro horas" também sumiu. Anteriormente, tinha receio do horário entre as quatro e as dez da noite, momento em que meus filhos mais precisavam de mim, mas minha mente estava cansada demais. De repente (e pareceu mesmo de repente), minha cabeça permanecia alerta até a hora de deitar. Uma ajudinha com a lição? Sem problema! Uma corrida à noite ao supermercado? Claro! Percebi então que a "fadiga das quatro horas" viera tão devagar, tão insidiosamente, que eu não a reconhecera pelo que realmente era: a demência se insinuando aos poucos.

Minha memória também começou a melhorar. Não precisava mais que meus filhos deixassem bilhetes gigantes na cozinha. Voltei a acompanhar minha programação, em geral guardando tudo de cabeça. Do mesmo modo, me sentia mais no controle e confiante quando dirigia. Fui dominada pela calma. Comecei a apreciar conversas longas e complexas e filmes difíceis. Notei até que ao tomar café pela manhã, conseguia sentir de novo o efeito da cafeína.

Um dia, nessa época, sentei para escrever e notei duas coisas. A primeira, que conseguia digitar muito rápido. De repente meus dedos voavam pelo teclado como faziam vinte anos antes. E segundo, descobri que realmente conseguia *escrever*. Eu tinha ideias. E elas fluíam.

Foi então que percebi que estava de volta.

Pouco depois, no início de dezembro, repeti a demorada bateria de testes cognitivos. As pontuações baixas do meu primeiro teste saltaram da média ou abaixo da média para os percentis mais elevados.

O neurologista que realizou o teste disse que, considerando minha melhora drástica, podia afirmar que embora antes eu houvesse entrado em declínio cognitivo precoce, definitivamente o solucionara por completo.

Não se passa um dia desde essa minha visita ao médico sem que eu pense na gratidão que tenho para com o dr. Bredesen. Seu protocolo salvou minha vida. Como agradecer alguém adequadamente por isso?

Desde então, nunca mais abri mão do protocolo e planejo continuar assim pelo resto da vida. Nas ocasiões em que minha programação (viagens, doença) interferiu um pouco com ele, notei que regredi ligeiramente para um raciocínio confuso. Mas redobrar o empenho a cada ocasião me trouxe de volta ao ponto onde estava antes.

Seguir o programa nem sempre é fácil. Exige deliberação, constância e determinação em cada aspecto. Exige autoaceitação das suas imperfeições, porque acho que ninguém consegue segui-lo perfeitamente o tempo todo. Acho também que começar o mais cedo possível ajuda. Como ainda estava nos estágios iniciais do declínio, tive relativa facilidade em ajustar meus hábitos e mudar meu estilo de vida. Finalmente, acho que o sucesso no protocolo exige buscar o apoio de entes queridos, seja de um cônjuge ou algum membro da família, seja de amigos. Sou abençoada por ter um marido incrível que me incentivou desde o primeiro dia. Ele se exercita comigo e me encoraja a não fugir da dieta nem do jejum e a cuidar do meu sono. Sou grata por isso todos os dias.

Desde o "despertar" inicial, constatei ainda outros ganhos em meu funcionamento cerebral, alguns dos quais são sutis, mas mesmo assim significativos para mim. Não tenho dúvida de que voltei a ser quem era nas reuniões e discussões. Livros e filmes complexos (adorei *A ponte dos espiões*) agora são agradáveis. Manter conversas não é mais um "esforço" e definitivamente não preciso mais repetir na cabeça o que pretendo dizer por medo de esquecer. Sinto-me afiada e analítica outra vez.

Meus problemas de reconhecimento facial ficaram para trás. Minha conversação em espanhol voltou ao ponto de antes e parte do chinês e do russo que aprendera incrivelmente também voltou, às vezes em ondas de palavras. Também estou muito boa em me orientar por novos lugares outra vez. Eles não me parecem mais um emaranhado de caminhos, são um quebra-cabeça do qual posso juntar as peças. E definitivamente consigo me lembrar de todas as minhas listas de coisas para fazer, bem como datas e compromissos. Eu vivia em pânico, achando que esqueceria alguma coisa — pegar os filhos na escola, uma consulta, até um voo —, mas esse estresse sumiu.

Eu descobrira que não conseguia mais ler partituras na primeira semana de implementação do protocolo. Após dois anos sem me desviar dele, porém, voltei a sentar diante do piano. Curiosa, pus uma partitura no suporte e, como que por mágica, todas as notas fizeram sentido. É difícil descrever a incrível sensação de olhar para a música que antes era impossível de ler e descobrir que estava completamente legível, sem eu ter me empenhado um minuto sequer em reaprendê-la. Hoje em dia, tocar piano me ajuda tanto a desestressar como a estimular o cérebro, dois benefícios em um.

Quando reflito hoje em dia, percebo que os problemas enfrentados na meia-idade tanto por mim como por meu pai eram claramente sintomáticos da demência: o agravamento da "cegueira facial"; a "fadiga das quatro"; a ansiedade com a programação pessoal e os compromissos (e com o fato de perdê-los às vezes); uma perda gradual de interesse pela leitura, por filmes e conversas complicadas; diminuição gradual da clareza e da agilidade de raciocínio; diminuição gradual do vocabulário; problemas intermitentes em encontrar as palavras; lapsos de linguagem; ansiedade ao dirigir e dificuldade de orientação; dificuldade de lembrar das tarefas; perda de proficiência em línguas estrangeiras e habilidades musicais; e distúrbios do sono. Havia um padrão em ação. Eu apenas não o enxergara.

A reversão do declínio me mostrou que grande parte do que eu aprendera, fossem línguas, música ou vocabulário, na verdade continuava no meu cérebro. Eu apenas não conseguia acessar a informação. Não perdera a capacidade de ler música ou de falar línguas estrangeiras. Não esquecera meu vocabulário sofisticado. Eu simplesmente não conseguia acessar a parte do meu cérebro na qual essas habilidades, e essas palavras, estavam programadas. Outras habilidades, como reconhecimento facial ou orientação espacial, memória de curto prazo ou raciocínio rápido, voltaram sem esforço, como se eu simplesmente tivesse ficado sem o combustível cognitivo necessário.

Nos últimos estágios do Alzheimer de meu pai, eu costumava sentar ao lado dele, segurando sua mão, e me perguntar o que ainda haveria dentro de seu cérebro. Teriam suas palavras e lembranças realmente desaparecido? Ou ele apenas não podia acessá-las, como eu?

Cerca de dois anos antes de morrer, meu pai não me reconhecia mais. Esqueceu que tinha uma filha e não sabia meu nome. Mas muitas vezes chorava ao me ver e sempre dizia que me amava. Eu não conseguia deixar de me perguntar o que podia significar suas vias cognitivas estarem aparentemente bloqueadas, mas as vias emocionais ainda funcionais. Será que lhe possibilitava acessar a parte do cérebro onde suas memórias estavam armazenadas, provocando uma reação emocional, embora não cognitiva? Assim, dias antes de morrer, reduzido a um vocabulário operacional de poucas palavras, ele olhou para um pôster na parede e exclamou: "Einstein!". E era mesmo. De algum modo, no dramático apagar das luzes de sua vida, meu pai encontrou combustível para acessar sua memória de um homem chamado Einstein.

Todo mundo que já teve contato com o Alzheimer sabe da extrema crueldade da doença: da aterrorizante desintegração mental seguida de devastação física. A doença pode durar por muitos e muitos anos. O sofrimento que meu pai viveu está além das palavras, além da explicação, e sou assombrada por isso todos os dias. No fim, tudo que meu pai queria era voltar para Buffalo, como a mãe dele fizera, para ficar longe da dor. Quem dera isso pudesse ajudar.

Ninguém precisa sofrer como meu pai sofreu. Ninguém.

Sei que ele teria ficado aliviado em descobrir que, finalmente, o ciclo do Alzheimer em nossa família foi quebrado. Teria ficado imensamente feliz em saber que posso seguir um protocolo para prevenir, e até reverter, a doença; e que seus netos também podem fazê-lo. Meu pai sempre se preocupou mais com os outros do que consigo mesmo e foi assim até seu último minuto de vida. Mas como eu gostaria que ele também pudesse ter seguido o protocolo.

Sei também de outra coisa: meu pai teria desejado que eu compartilhasse nossa história, que fizesse todo o possível para ajudar os outros. Assim, tenho essa dívida com ele e seu legado. É o mínimo que posso fazer.

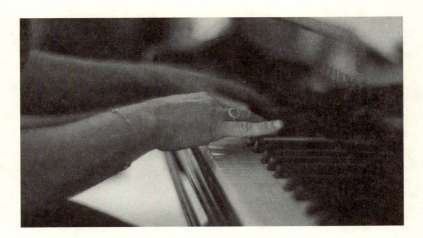

COMENTÁRIO: Sou grato a Deborah por compartilhar sua história com todos nós. É uma história ao mesmo tempo pungente e vitoriosa. Seu relato ilustra vários pontos importantes, comuns a muitos pacientes. Primeiro, ela notou mudanças cognitivas muito claras após os quarenta anos. A pesquisa mostra que as alterações cerebrais da doença de Alzheimer, refletidas em alterações no líquor e nas quantidades de amiloide detectadas por exames, começam cerca de vinte anos antes de um diagnóstico, de modo que isso que costumávamos ver como uma doença de sexagenários para cima passou a ser um problema que muitas vezes na verdade começa aos quarenta – e até mais cedo, para alguns. Segundo, não só recuperamos a capacidade de produzir novas memórias, como também antigas memórias aparentemente perdidas podem regressar – no caso de Deborah, sua capacidade de tocar piano, bem como de falar línguas estrangeiras. Terceiro, a capacidade cognitiva de Deborah não ficou estagnada após alguns meses, mas continuou a melhorar com o tempo e com a otimização contínua de seu protocolo personalizado.

Por pior que tenha sido o destino de seu pai e sua avó, o relato de Deborah representa uma esperança para ela, seus filhos e as futuras gerações de sua família. Aguardo ansiosamente o dia em que todas as famílias ficarão livres da nuvem ameaçadora do Alzheimer.

3. A história de Edward: Deixando o Alzheimer para trás

É este o fim prometido?
Shakespeare, *Rei Lear*

Qual a sensação de ouvir que você sofre de Alzheimer? Quais pensamentos passam por sua cabeça, quais imagens de seus filhos e netos, das paixões e realizações de sua vida, de suas exultações e arrependimentos? Só vivendo para saber.

Alzheimer — haverá palavra mais temida? Mesmo no caso do câncer existem muitos exemplos de sobreviventes, mas, com o Alzheimer, as perspectivas eram desoladoras. Em 2003, eu acabava de ser informado de que sofria de Alzheimer precoce. Mas estou colocando o carro na frente dos bois. Meu nome é Edward, e se você se lembra de mim da leitura de *O fim do Alzheimer*, aqui vai meu lado da história: cresci na região do Noroeste Pacífico e fui para a faculdade com uma bolsa esportiva. (Felizmente, nunca sofri concussões ligadas a esportes, mas certa vez caí de cara em um rinque de patinação e perdi brevemente a consciência.)

Quando estava na faculdade, interessei-me pela área da saúde e resolvi fazer pós, depois abri meu próprio negócio. Tudo correu às mil maravilhas até meados dos meus quarenta anos, quando algo incomum começou a ocorrer: de vez em quando eu ficava exasperado com minha equipe — muitas vezes, parecíamos estar em diferentes sintonias. Como descobri depois, quando perdia a paciência com alguém por me contar algo que já contara antes e dizia "É a primeira vez que ouço falar nisso", as pessoas furtivamente reviravam os olhos. Membros da equipe começaram a se queixar com minha esposa, que trabalhava comigo, de que eu me esquecia com frequência das conversas. Em retrospecto, era um prenúncio do que estava por vir.

Esses problemas ocasionais prosseguiram após meus cinquenta anos, mas continuei capaz de desempenhar meu trabalho com total eficiência. Entretanto, quando me aproximava dos sessenta, viajei para um compromisso na Europa com diversos parentes e amigos e alguma coisa havia mudado: eu estava estressado e sofrendo de jet lag e simplesmente fui incapaz de organizar os eventos como deveria ter sido capaz de organizar. Não conseguia mais ser a pessoa multitarefa que fora por anos. Alguma coisa estava muito errada, então liguei para uma amiga e pedi ajuda.

Após voltar aos Estados Unidos, fui à academia certo dia. Olhei para meu armário e percebi que não fazia ideia da senha do cadeado. Eu ficara fora apenas duas semanas — como podia esquecer a combinação de um cadeado que usava com tanta frequência? Não parecia fazer sentido. Quebrei a cabeça, mas não consegui lembrar e o cadeado teve de ser cortado. Foi aí que me toquei de que certamente alguma coisa devia estar errada.

Percebi que meu lapso de memória pedia por uma avaliação, sobretudo considerando que meu pai sofrera de demência, mas eu chefiava um grande departamento e queria que minha avaliação permanecesse anônima, pelo menos por ora. Tentei imaginar causas relativamente benignas para meus problemas. Estresse? Depressão? Talvez algo metabólico como diabetes ou hipoglicemia? Uma colega minha, especialista em neurologia, estava para ser transferida, então a procurei para uma conversa confidencial. Fiz uma tomografia, usando um pseudônimo e torcendo para o exame não revelar nada preocupante. Foi então que meu mundo, meu futuro, minhas esperanças e tudo o mais mudaram para sempre: a tomografia revelou um padrão muito típico da doença de Alzheimer. Minha colega neurologista me disse que eu tinha Alzheimer precoce e que esse era "o começo de uma jornada". Uma jornada que fiquei bastante relutante, até horrorizado, em fazer, mas que sabia ser inevitável.

Ela me encaminhou a um neuropsicólogo. Agora que tinha consciência do problema, queria saber como minha capacidade cognitiva fora perdida. Mas pontuei muito bem nesses exames iniciais, então o neuropsicólogo disse, "Bem, talvez o padrão em sua tomografia seja algo que você sempre teve — pode não significar Alzheimer, afinal". Ambos sabíamos que não era o caso, mas escutar qualquer coisa que não um declínio inescapável ajudou a me dar esperanças.

Liguei para minha ex-esposa, pois tanto seu pai como sua mãe haviam morrido de Alzheimer e ela possuía ampla experiência com a doença. Foi assustador escutar as histórias. Aumentei o valor do meu seguro de vida. Refleti cuidadosamente. Fiquei preocupado com minha filha mais nova. Refiz meu testamento.

Flertei com a ideia de suicídio, mas não queria deixar esse duro legado à minha família. Considerei um "acidente" cuidadosamente orquestrado (que não cancelasse o seguro de vida), mas admiti que a probabilidade de dar errado era grande. Evitei contar para minha família o que estava acontecendo, achando que não fazia muito sentido, uma vez que nada podia ser feito. Decidi continuar a trabalhar enquanto conseguisse.

Ao longo dos dois anos seguintes, notei que minha capacidade matemática estava se deteriorando. Sempre fizera cálculos mentais muito rápido, e essa habilidade desaparecera. Quando minha filha precisou de ajuda com a disciplina, contratei um professor particular, percebendo que no passado eu a teria ajudado com facilidade. Tive dificuldade para lembrar como escrever o nome de um parente. A atividade mental era exaustiva. Coisas que eu fazia mecanicamente foram preservadas, mas qualquer outra que envolvesse novidade ou raciocínio era uma luta.

Experimentei Aricept (donepezila), mas não senti melhora, e havia a preocupação de que alguém descobrisse a medicação, então parei de tomar. Tinha dificuldade em resolver problemas da equipe e não sabia lidar com as variadas personalidades. Também perdi a capacidade de estabelecer prioridades — uma lâmpada para trocar parecia tão premente quanto um problema pessoal crítico. Com frequência esquecia com quem almoçara.

Meu exame neuropsicológico seguinte mostrou certo declínio, mas, para minha surpresa, era relativamente modesto, assim fiquei esperançoso de poder evitar a rápida deterioração. Só que, infelizmente, os testes seguintes revelaram declínio significativo. O neuropsicólogo me disse que não havia recuperação do Alzheimer, assim eu deveria encerrar meus negócios. Tentei enxergar algum sinal de otimismo ou esperança em seu rosto — o mesmo neuropsicólogo que antes dissera que talvez o padrão da minha tomografia estivesse ligado ao desenvolvimento, e não fosse degenerativo —, mas agora não havia nenhum. Sem dúvida meu declínio era progressivo e irreversível.

Sofri muito quando o neuropsicólogo afirmou que chegara a hora de parar de trabalhar. O que eu faria? E por que o declínio estava acelerando?

Minha ex sugeriu que eu fosse ao Instituto Buck e conversasse com o dr. Dale Bredesen, mas fiquei cético. Afinal, por que esse homem teria a resposta que ninguém mais tinha? Havia realmente alguma novidade nessa área? Após as "manchetes" quase diárias sobre "tremendos avanços" em relação ao Alzheimer, meu ceticismo era inevitável. Entretanto, como não havia nenhuma alternativa efetiva, achei que podia pelo menos investigar mais a fundo.

Então, no fim de 2013, consultei o dr. Dale e repassamos os diversos fatores de contribuição para o declínio cognitivo que sua equipe de pesquisa e ele haviam estudado ao longo das décadas, bem como os empolgantes resultados iniciais constatados ao traduzirem esses resultados de pesquisa para o contexto clínico. Mesmo com minha progressiva confusão mental, consegui compreender a ideia de "36 buracos no telhado", que exigiam mais do que um simples conserto para tratar do problema. No mínimo, o protocolo que ele descreveu me deixaria mais saudável, pensei; assim, quase não vendo aspectos negativos, por que não tentar?

Descobri que tenho apenas uma cópia do ApoE4, de modo que realmente pertenço ao grupo com alto risco de Alzheimer. Que minha homocisteína estava muito elevada, em 18 µmol/L, quando deveria estar abaixo de 7 para minimização da atrofia cerebral da idade. Isso sugeria que talvez não estivesse consumindo suficientes vitamina B6, ácido fólico e B12. Minha vitamina D estava baixa, 28 ng/mL, e minha pregnenolona, muito baixa, em 6 ng/mL, quando deveria estar próxima de 100. Meu zinco estava baixo (a maioria de nós na verdade apresenta níveis de zinco subótimos — cerca de um bilhão de pessoas no mundo —, especialmente quem toma inibidores de bomba de próton para refluxo gástrico), meu cobre livre, elevado demais, e eu exibia sinais de inflamação sistêmica. Vi que, metabolicamente falando, tinha muita coisa para consertar.

Conforme examinava a lista dos vários fatores que favoreciam o declínio cognitivo — infecções virais, inflamação, resistência à insulina, exposições a tóxicos variados e assim por diante —, percebi que podia na verdade ter contribuído para minhas próprias dificuldades cognitivas. Minha dieta era demasiado americana e europeia, pobre em gorduras boas e rica em batata frita; eu bebia com moderação, mas provavelmente não o mais indicado para alguém sofrendo de problemas cognitivos; levava uma vida estressante em um negócio próspero com múltiplos locais de trabalho; e não tinha um sono ideal, entre outros fatores potencialmente importantes. Por outro lado, ao menos *algumas* coisas fazia direito: eu me exercitava quase todos os dias e tomava o antiviral Valtrex. Pensei se o remédio na verdade não podia ter ajudado a adiar meu declínio nos primeiros anos após o diagnóstico, ainda que na época eu não relacionasse uma coisa com a outra e tomasse Valtrex apenas para prevenir os ocasionais ataques de herpes.

Em 2013, nada ainda havia sido publicado sobre os resultados do protocolo do dr. Bredesen, mas resolvi fazer uma tentativa com a ajuda de entes queridos. Mesmo no início, porém, por ser uma pessoa prática eu sabia que minhas expectativas não deveriam ser elevadas demais. Assim, no começo do protocolo, encontrei meu melhor amigo e ambos estávamos num estado de espírito contemplativo. Concordamos que levávamos uma vida fantástica, ainda que a minha estivesse com os dias contados.

Ao longo dos meses seguintes, priorizei seguir rigorosamente o protocolo: reformulei minha dieta por completo — nada de fritas, nada de álcool; introduzi saladas e azeites, o jejum noturno e a alimentação cetogênica rica em plantas —, malhava diariamente, melhorei meu sono, reduzi meu estresse e passei a tomar uma porção de suplementos destinados a otimizar minha neuroquímica. Toda manhã nadava em água fria ou pedalava por longas distâncias. Avançando pelo caminho, quilômetro após quilômetro, concentrado no esforço, cada vez mais rápido, comecei a me perguntar: será que conseguirei deixar o Alzheimer para trás?

A primeira alteração foi na verdade a *ausência* de alteração. Um membro da família observou que meu declínio cognitivo, que viera se acelerando por cerca de dezoito meses antes do início do protocolo, cessara completamente. Foi um acontecimento bem-vindo. Então comecei a notar a volta da função cognitiva e o fim da confusão mental. Os rostos no trabalho ficaram mais prontamente reconhecíveis, eu não esquecia mais quem eram minhas companhias na hora do almoço e a facilidade matemática voltou. Após seis meses seguindo o protocolo, ficou claro que as coisas estavam melhorando.

Antes de começar o protocolo, eu fora aconselhado pelo neuropsicólogo a fechar meus negócios e a deixar os assuntos pessoais resolvidos, uma vez que era apenas questão de tempo para eu necessitar de ajuda diária. Agora, um ano depois e com melhoras palpáveis, havia uma decisão bem diferente a tomar: deveria abrir um novo escritório, além de manter os antigos? Após cuidadosa consideração, decidi que seria uma boa ideia, e de fato esse novo escritório se revelou um sucesso.

Descobri que o protocolo, um pouco aborrecido no começo — mudanças de comportamento sempre são —, ficava progressivamente mais fácil à medida que o implementava em minha vida diária. Tornou-se algo natural para mim. Bem, quase. Certo, eu ainda comia batata frita e tomava uma taça de vinho de vez em quando. Mas, na maior parte do tempo, respeitava o protocolo. E as coisas haviam voltado ao normal — imagine só!

Claro que nunca soube quanto tempo essas melhoras durariam, mas normalmente nem pensava a respeito, pois me ocupava da minha vida outra vez. Trabalhava, viajava, tirava férias, passava tempo com a família e os amigos; prosperava. E a melhora continuou.

Depois de quase dois anos, o dr. Dale sugeriu que eu repetisse os testes neuropsicológicos quantitativos a fim de documentar a melhora que eu vivenciava. A sugestão me deixou com um pé atrás. E se o neuropsicólogo me dissesse que a "melhora" que notei — certo, outros também notaram — simplesmente não era real? E se tudo não passasse de um efeito placebo? Ei, estou indo muito bem, será que realmente faz diferença que seja um efeito placebo? Mas se for, não quero saber. Eu ficaria arrasado se descobrisse que tudo não passara de um sonho, o que provavelmente comprometeria minha futura funcionalidade. Além do mais, o neuropsicólogo sempre mostrara certo pessimismo (o que não surpreende, claro, haja vista seus anos de experiência com pacientes de Alzheimer). Assim, por mais que eu compreendesse a necessidade de determinar a eficácia do protocolo, não queria perturbar minha rotina.

Entretanto, finalmente me convenceram a repetir os exames, uma vez que isso poderia em última análise ajudar os outros a saberem se o protocolo que eu — e outros como eu — usara era efetivo ou não. Então, com certa relutância, voltei para novos exames no fim de 2015, cerca de dois anos após iniciar o protocolo. Como nas sessões anteriores, passei várias horas com o neuropsicólogo conforme ele sondava todos os aspectos do meu funcionamento cerebral. Enquanto aguardava os resultados, prendi a respiração...

Para meu grande alívio, os resultados foram excelentes. As pontuações aumentaram significativamente. Na verdade, o neuropsicólogo comentou que nunca vira uma melhora como aquela em pacientes com Alzheimer em seus muitos anos de prática. Não só minhas pontuações de memória melhoraram, como também tive um aumento na minha velocidade de processamento — em essência, uma forma de medir até que ponto meu funcionamento cerebral continua "jovem". Assim, segundo os testes, meu cérebro operava com mais jovialidade do que no passado.

Hoje faz sete anos que sigo o protocolo, e a melhora continua. Claro que ocasionalmente esqueço alguma coisa, mas quem não esquece? Estou em vias de me tornar um octogenário em alguns anos, trabalhando e vivendo melhor do que nunca. Sou grato por ter sido capaz de acompanhar o crescimento da minha filha e vê-la se tornar uma mulher realizada, bem como pelo tempo passado com minha família.

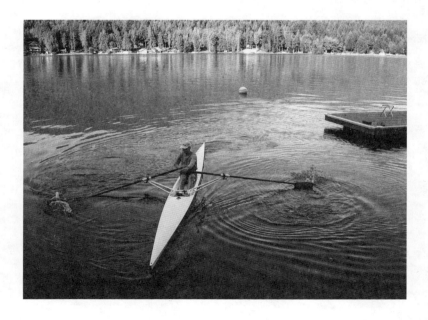

COMENTÁRIO: Homens representam cerca de um terço dos pacientes de Alzheimer, e os portadores do ApoE4, cerca de 20% dos pacientes de Alzheimer. Edward percorreu um caminho comum da doença: o lento declínio por um período de vários anos, seguido de declínio acelerado. Seus primeiros sintomas claros vieram em um período de grande estresse, mais uma característica comum. Sua genética revelou que era um membro do grupo de alto risco por portar o ApoE4, e sua tomografia confirmou o diagnóstico de Alzheimer.

Qual a sensação de progredir em uma carreira bem-sucedida, ainda relativamente jovem, e sofrer o baque de sintomas precoces, e então progressivos, da doença de Alzheimer? Infelizmente, Edward descobriu. Felizmente, presenciou a volta – uma volta sustentada, agora por mais de sete anos – de suas maravilhosas capacidades cognitivas. Como ele ajuda muita gente em sua profissão na área da saúde, seu sucesso na realidade é uma história de sucesso para milhares.

4. A história de Marcy: Alívio ao desastre

Sempre tentei transformar cada desastre em uma oportunidade.
John D. Rockefeller

Olá a todos, meu nome é Marcy, e sou uma psiquiatra aposentada de 79 anos. Formei-me na Faculdade Columbia de Médicos e Cirurgiões. Vivi em Westchester, Nova York, com meu marido por vinte anos em uma casa que construí em 1991. Minha querida filha e meu genro moram a apenas uma hora de mim, com meus três netos. Meu talentoso e adorado filho morreu aos 29 anos, em 2001.

Minha mãe teve demência secundária por hidrocefalia de pressão normal. Morreu de uma queda após a cirurgia de derivação que melhorou um pouco sua demência. Minha irmã mais velha se queixava frequentemente de problemas de memória. Morreu com oitenta anos, após a ruptura de um aneurisma abdominal. Minha outra irmã, de 82 anos, também se queixava de problemas de memória. Sofria quedas frequentes por não conseguir se lembrar da idade e esquecer que deveria redobrar o cuidado para não tropeçar. Meu irmão mais novo não tem problemas de memória.

Estou sempre muito ocupada com um trabalho voluntário muito exigente e complicado e diversos projetos comunitários ligados à saúde e ao meio ambiente.

A dificuldade de aprendizado é de família. Sofri com ela em matemática, ortografia e gramática. Quando criança, fiz aulas particulares de ortografia na segunda série. Na faculdade de medicina, minhas dificuldades atrapalhavam os estudos, especialmente em bioquímica e matérias ligadas à matemática. A mesma persistência e trabalho duro exigidos para progredir apesar da dificuldade de aprendizagem ajudaram-me a respeitar os muitos aspectos do protocolo do dr. Bredesen.

Tinha memória excelente nos tempos de faculdade e depois, durante meu treinamento e minha época de clínica, até chegar aos cinquenta anos. Mudei para Westchester, Nova York, em 1991. Na época, estava construindo minha casa, convivendo ali com a aplicação de inúmeros acabamentos e tintas tóxicos. Nessa época comecei a notar que minha memória não andava tão boa quanto antes.

Em 2003, sem relação com a questão da memória, participei do estudo de substâncias tóxicas presentes no corpo feito pelo Mount Sinai/Commonweal Body Burden. Revelou-se que eu tinha 31 substâncias químicas afetando o cérebro e o sistema nervoso.

Fiquei suficientemente preocupada com meus problemas de memória ao visitar o Canyon Ranch, em dezembro de 2006, para realizar um teste de uma hora, o Wechsler Memory Scale, terceira edição (WMS-III). Os resultados para minha idade foram memória imediata no 23º percentil e evocação tardia no 20º percentil. O psicólogo responsável recomendou que eu fizesse outros testes e procurasse ajuda. Felizmente, eu me esqueci de seu conselho, uma vez que não havia ninguém capaz de reverter meu tipo de problema de memória até a criação do protocolo do dr. Bredesen.

Meu principal sintoma era a incapacidade de recordar informações novas, como nomes, rostos, livros, jornais, filmes, peças, palestras, restaurantes que frequentava e conversas sobre fatos. Era como se uma informação fosse apagada devido às minhas dificuldades de processamento cerebral. Por exemplo, a menos que sublinhasse algumas passagens, podia ficar relendo a mesma página repetidamente, sem me dar conta de que já a havia lido. Era incapaz de lembrar o nome das árvores e plantas em minha casa, por mais que lesse suas etiquetas.

Eu podia jogar horas de golfe com alguém novo e um mês depois não lembrar mais do seu rosto ou seu nome. Além disso, não conseguia lembrar o nome de muitas pessoas com quem jogara ao longo dos anos, mesmo reconhecendo o rosto delas. Era ainda mais difícil lembrar o número de tacadas em cada buraco, para não mencionar como dar determinadas tacadas. Embora jogasse golfe desde os dez anos e fosse muito boa, agora era como se tivesse esquecido parcialmente como jogar.

A severidade crescente da perda de memória me fazia evitar algumas atividades antes apreciadas. À parte a diversão e o interesse despertados no momento, nenhuma informação ficava guardada.

Alguns de meus outros sintomas de memória causavam problemas que iam de dispendiosos a extremamente perigosos. Cem por cento do tempo eu esquecia de pôr dinheiro no parquímetro, a despeito da pilha de multas. Também esquecia de inspecionar o cachorro e meu próprio corpo à procura de carrapatos, a despeito de viver no epicentro de uma epidemia e já ter contraído duas enfermidades causadas pela mordida do carrapato, doença de Lyme e erliquiose. Esquecia de passar protetor solar, a despeito de ter tido diversos cânceres de pele. O mais perigoso era esquecer de prestar atenção aos pedestres e bicicletas quando dirigia em Nova York. Estava prestes a desistir de dirigir. (Hoje voltei a ser uma motorista segura e nunca esqueço de pôr dinheiro no parquímetro.)

Outro sintoma esquisito da memória era uma amnésia quase completa dos detalhes pessoais da minha vida, especialmente minha infância. Conseguia recordar apenas o nome de um professor anterior à faculdade de medicina e apenas um do curso de medicina. Além disso, não lembrava detalhes de viagens nem as brincadeiras com meus irmãos, e tinha poucas lembranças específicas da vida dos meus amigos.

Eu comentava com eles que estava com problemas de memória. Um dia, um desses amigos me contou sobre o dr. Bredesen e um de seus artigos, achando que pudesse ser de alguma ajuda. Fui atrás do artigo imediatamente e vi que pacientes com memória até pior do que a minha haviam melhorado, assim pensei que não havia razão para o protocolo do dr. Bredesen não me ajudar. Sendo médica, pedi meus próprios exames de sangue e depois os levei para um médico funcional local, que prescreveu as vitaminas e suplementos indicados para hipotireoidismo, níveis alterados de estrogênio, progesterona e testosterona, vitaminas D e B12 baixas e outras deficiências.

Segui o protocolo sozinha e, em 9 de setembro de 2016, visitei o Centro de Avaliação e Tratamento da Memória Langone's Pearl I. Barlow na Universidade de Nova York e fiz uma ressonância e uma tomografia, que revelaram sinais possivelmente consistentes com o início do Alzheimer. Meu hipocampo estava no 16º percentil para minha idade. O neurologista da universidade me ofereceu Aricept, mas recusei. Embora o remédio ajudasse com os sintomas iniciais, eu sabia que não alterava o rumo da doença.

O neurologista não estava familiarizado com o trabalho do dr. Bredesen, portanto e compreensivelmente não mostrou interesse pelo fato de eu estar seguindo o protocolo.

Após o diagnóstico da ressonância, em 20 de outubro de 2016, mandei o primeiro email para o dr. Bredesen. Queria a ajuda dele porque não sabia como pedir alguns exames mencionados em seus artigos, tampouco sabia como interpretar a ressonância magnética. Felizmente, sua resposta foi muito amigável e prestativa, e ele começou a me orientar em várias coisas, incluindo sugerir exames e testes e explicar seus resultados. No fim, descobri que tinha 33 exames de sangue anormais, incluindo o de doença de Lyme e cinco metais pesados identificados nos exames. Felizmente, o teste genético APOE para risco de Alzheimer resultou em ApoE 3/3, indicando risco típico, não o risco aumentado associado ao ApoE4.

Relembrando, fico admirada por ter me sentido apenas um pouco ansiosa com o possível diagnóstico de Alzheimer precoce. A relativa falta de ansiedade se devia ao fato de que, segundo o dr. Bredesen, se eu seguisse seu protocolo de forma rigorosa e constante, talvez nunca desenvolvesse a doença, e acreditei nisso porque era o que sua pesquisa mostrava. Também dava para perceber que o dr. Bredesen era um homem honesto e sincero, dotado de enorme inteligência, um conhecimento enciclopédico do cérebro e profunda dedicação.

Seguindo o protocolo do dr. Bredesen e as recomendações do neurologista da Universidade de Nova York, submeti-me a quatro horas de testes neuropsicológicos em 9 de novembro de 2016, ministrados por Elisa Livanos, ph.D. A dra. Livanos afirmou em seu sumário: "A despeito de identificar significativa perda de volume do hipocampo nas neuroimagens, os resultados dessa avaliação não são consistentes com o que seria esperado de um indivíduo com um processo de doença neurodegenerativa (isto é, a doença de Alzheimer afetando as estruturas do lobo temporal)".

Fiquei extasiada e aliviada com esses resultados. Eles confirmaram minha própria impressão de melhora e me indicaram que o protocolo, agora sendo seguido havia cerca de oito meses, estava funcionando.

Aumentei meus esforços de seguir a dieta KetoFLEX 12/3 e entrar em cetose. Perdi mais de seis quilos e cheguei quase a ficar magra demais. Também aumentei a quantidade de exercícios. Então, em 7 de maio de 2017, fiz um teste de estímulo de metal pesado com DMSA (um medicamento que expulsa os metais pesados dos ossos e do cérebro). Ele mostrou que o mercúrio estava extremamente elevado, assim como chumbo, césio, arsênico e tálio.

Na infância eu tivera uma porção de amálgamas nos dentes contendo mercúrio e aos poucos os substituíra por obturações de ouro. Também morei numa casa velha, construída em 1893, durante a substituição do encanamento de chumbo. Apesar da preocupação com a quelação (um tratamento feito para reduzir os metais pesados), acabei decidindo fazer. Esperava baixar os níveis elevados de mercúrio e chumbo, que poderiam estar desempenhando um papel importante em meus problemas de memória.

Por volta dessa época, quando os exames de sangue indicaram que estava com doença de Lyme e possivelmente micotoxinas produzidas por mofo, o dr. Bredesen me encaminhou à dra. Mary Kay Ross, profissional de medicina interna de Savannah, Georgia, uma especialista no protocolo do dr. Bredesen e no tratamento de doença de Lyme, mofo e toxinas. Eu a conheci pessoalmente em 16 de fevereiro de 2017.

Em 2 de abril de 2018, o teste do Great Plains Lab para metais não tóxicos foi realizado e revelou níveis elevados de quatro toxinas encontradas em lavagem de roupa a seco, esmalte de unhas, retardantes de chamas e pesticidas organofosfatados (apesar de não utilizar pesticidas no terreno da minha casa, frequentei campos de golfe por anos). Após receber esses resultados, parei de usar esmalte de unha e tintura para cabelo e encontrei uma lavanderia "mais verde" que não usa percloroetileno, que é um perigoso agente de irritação respiratória, uma neurotoxina (associada ao mal de Parkinson) e um possível carcinógeno. Também utilizo os produtos de limpeza e de higiene pessoal menos tóxicos que encontrar.

Antes que pudesse iniciar a quelação, em 3 de julho de 2018, fui parar no hospital devido a uma febre de 39,3°, exaustão extrema, plaquetas muito baixas e leucócitos baixos, resultando no diagnóstico de erliquiose, uma doença transmitida por carrapato. Passei por um tratamento de 24 horas com doxiciclina e Zosyn por via intravenosa, seguido de duas semanas de doxiciclina oral. Esse tratamento foi duplamente feliz, uma vez que pareceu eliminar imediatamente a erliquiose, bem como um pouco da doença de Lyme restante, e assim *finalmente* tive energia para fazer mais do tipo de exercício aeróbico que desempenhara um papel tão central na cura de outros pacientes do dr. Bredesen.

Após minhas enzimas do fígado terem se recuperado da erliquiose e eu ter feito diversas sessões de glutationa intravenosa (crucial na desintoxicação) para corrigir um nível anormalmente baixo, estava pronta para começar a quelação, tratando os níveis elevados de mercúrio e chumbo previamente revelados no teste inicial de DMSA 500 mg.

Com duas sessões de quelação, meus níveis de mercúrio diminuíram dramaticamente de 27 mcg/g no teste pré-quelação para 2,4, que é normal. O chumbo caiu de 18 no teste pré-quelação para 5,7 (o normal para chumbo é abaixo de 2). Muitos outros metais pesados diminuíram, e o alumínio quase sumiu. Minha excelente médica, Sallie Minniefield, PA, do Centro de Medicina Complementar Schachter, em Suffern, Nova York (hoje infelizmente fechado), afirmou ser o melhor resultado que obtivera em 25 anos realizando a quelação.

MÉTODO DE QUELAÇÃO

Tomei 100 mg de DMSA por três dias seguidos, depois parei uma semana, fiz cinco ciclos e voltei a fazer os exames. Na quarta quelação da primeira sessão, tive o sintoma claro de esquecer informação a um ritmo alarmante, e baixei a dose do DMSA para 50 mg na quinta e última quelação. (A informação escapando da minha mente rapidamente devido ao excesso de DMSA confirmou que o sintoma estava de algum modo ligado ao excesso de mercúrio ou chumbo penetrando minha corrente sanguínea com a quelação.)

Em 12 de outubro de 2018, a ressonância magnética e a tomografia feitas em seguida mostraram que "Nenhuma atrofia específica ou hipometabolismo está presente para sugerir um processo neurodegenerativo". O neurologista pareceu muitíssimo impressionado com o desaparecimento dos sinais de neurodegeneração. Eu estava em êxtase. Levei para esse mesmo médico um exemplar do livro do dr. Bredesen, e ele ficou tão feliz e interessado ao recebê-lo que me agradeceu três vezes.

Em 3 de setembro de 2019 tomei 500 mg de DMSA, e seis horas mais tarde fiz o exame para verificar se meus níveis pós-quelação haviam permanecido estáveis, e infelizmente descobri que meu nível de chumbo estava em 7,9, e o de mercúrio, em 8,9, também significativamente aumentado, ou seja, era indicado fazer outra quelação se eu achasse que o custo-benefício valia a pena.

Em novembro de 2019 fiquei extremamente encorajada e feliz ao receber a grande notícia de que o volume de meu hipocampo cerebral — uma área crítica para a formação de memória e a região com mais frequência afetada pelo Alzheimer — aumentara dramaticamente desde 2016: de 54% e depois 50% em 2017 para 60% em 2019. O dr. Cyrus Raji, um neurorradiologista, leu os três exames de imagem usando um programa de computador chamado Neuroreader.

Em novembro de 2019 também fui a Seattle para ver a dra. Ross e conhecer sua excelente equipe no Brain Health and Research Institute. Foram todos muito prestativos, especialmente a dra. Ross; a *health coach*, Kerry Mills; e o fisioterapeuta, Corwin Patis. Corwin tem a abordagem única de treinar a mente ao mesmo tempo que o corpo.

Finalmente, em maio de 2020, fui diagnosticada com apneia leve após um estudo do sono realizado em casa. O índice apneia-hipopneia (AHI) informa quantas vezes você parou de respirar a cada hora, e deve ser inferior a 5. Infelizmente, o meu estava em 10,5, mas após dois meses de tratamento com o CPAP, voltou ao normal de 1 ou às vezes 2. O estudo do sono foi sugerido pelo dr. Bredesen, uma vez que a apneia é um fator de contribuição comum para problemas de memória e redução do volume do hipocampo. Tenho o aplicativo DreamMapper conectado à minha máquina de CPAP Philips, assim toda manhã posso ver a quantidade de apneias (obstrução total da respiração por alguns instantes) e hipopneias (redução do fluxo respiratório) ocorrida durante a noite. Outra coisa que ajuda é a Naväge, uma forma relativamente fácil e rápida de irrigação nasal que alivia a congestão de alergias que contribui para minha apneia.

Quando tentava contar aos outros sobre minhas dificuldades de memória, à exceção dos familiares e amigos mais próximos, as pessoas ou não aceitavam que eu tinha um problema sério de memória ou não aceitavam a possibilidade de eu perdê-la permanentemente, a despeito dos muitos modos como o problema havia impactado minha vida. Tanto uma reação como a outra me deixavam ansiosa, ameaçando a confiança e a esperança de que necessitava para o trabalho diário no programa. O apoio do dr. Bredesen e da dra. Ross tem sido essencial para minha contínua melhora. Quase compensa o fato de eu não ser capaz de compartilhar minhas dificuldades no dia a dia por ter esse grave problema de memória e aderir ao protocolo. A ajuda de alguns amigos e de um parceiro que me apoia também tem sido essencial.

Além da dieta KetoFLEX 12/3, dos exercícios, dos suplementos, da quelação, do tratamento para doença de Lyme e erliquiose e do uso do aparelho de CPAP, o que mais tem me ajudado é o treinamento cerebral do BrainHQ. Há mais de três anos eu o utilizo toda manhã, em média quarenta minutos diários, perdendo não mais que cinco dias nesse período. Também acompanho cuidadosamente meu percentual de progresso, o estágio e o nível de cada jogo para me assegurar de que não esteja regredindo. A diversidade dos jogos ajuda a evitar o tédio. Obrigo-me a parar de jogar após quarenta minutos e, agora que minha energia voltou por estar livre da doença de Lyme, saio e faço exercícios aeróbicos.

Quando comecei a jogar o BrainHQ, ocupava o 20º percentil para minha idade, mas hoje estou no 89º percentil para a idade de 79 anos. O dr. Bredesen explicou que o BrainHQ é embasado por décadas de pesquisa, e estou certa de que ele ajuda a despertar minhas sinapses cerebrais toda manhã. Também tenho certeza de que jogá-lo melhorou o modo como dirijo, assim voltei a ser uma boa motorista. Acho que, além disso, desempenhou um papel importante no aumento de volume do meu hipocampo e na melhora global da minha memória.

Outra coisa que me ajudou foi o Elevate, um jogo de recordar nomes, que é bem diferente, mas igualmente útil para a vida diária. Quando comecei a jogar, falhei mais de cem vezes antes de conseguir passar de nível. Agora estou no 93,7º percentil. Repetir os jogos perdidos ilustra o tipo de persistência de que necessitava para obter um avanço real.

No ano passado comecei a usar o CodyCross on-line, um jogo de palavras cruzadas fácil, pouco frustrante. Também comecei a jogar Boggle on-line com meus netos de seis e oito anos. Eles sempre ganham de mim e sua rapidez cerebral é muito maior do que a minha, mas tenho melhorado aos poucos e me divirto, especialmente durante a pandemia de covid, na qual é bem mais difícil vê-los.

Hoje sou muito afortunada por minha vida diária não sofrer o impacto de problemas de memória. Estou extremamente alerta, focada e mais afiada, e consigo lembrar de coisas que me disseram semanas antes. Consigo fazer meu trabalho voluntário com mais eficiência. Voltei a jogar golfe e sou capaz de lembrar meu número de tacadas e qual a melhor estratégia para determinadas tacadas. Meu marido, que antes descrevia minha memória como "desastrosa", disse após a melhora que estava "apenas ruim, só isso". Agora ele afirma que está "afiada como uma navalha" — um progresso e tanto em relação ao começo.

Parte da informação ainda é apagada conforme "escoa" pelo meu cérebro, mas bem menos. Tenho esperança de que continuar com todas as partes do protocolo, entrando em cetose e baixando meus níveis de mercúrio e chumbo, trará ainda mais melhoras. E mesmo que jamais fique melhor do que estou agora, posso viver minha vida com alegria após ter feito meia-volta na beira do precipício do Alzheimer.

Naturalmente, tenho gratidão infinita ao dr. Bredesen pela incrível eficácia de seu programa, que salvou minha mente.

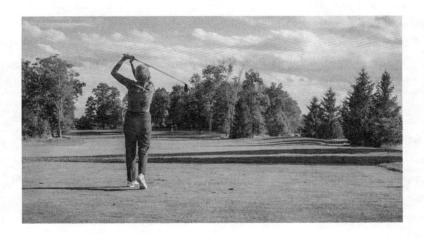

COMENTÁRIO: Os apuros passados por Marcy servem para lembrar outra vez que em geral diversos fatores conspiram para provocar o declínio cognitivo, e o conjunto de fatores é diferente para cada pessoa. Marcy tinha valores baixos para numerosos nutrientes e hormônios, assim apresentou características do Alzheimer tipo 2 (atrófico) e tratou o problema com sucesso. Entretanto, com exames adicionais, revelou-se que também sofrera exposição a múltiplas toxinas (Alzheimer tipo 3), como metais como mercúrio, toxinas orgânicas e biotoxinas.

Vale a pena comentar sobre a suspeita de Marcy de que talvez tenha sido exposta a toxinas quando jogava golfe. Vários médicos diferentes comentaram sobre algo que pode ser chamado de "síndrome do campo de golfe" – a queixa de declínio cognitivo é relativamente comum entre pessoas que trabalham em campos de golfe ou passam boa parte do tempo neles. Isso pode não ter relação com o local em si e, na verdade, o golfe é um exercício maravilhoso, e exercício é uma importante medida preventiva para o declínio cognitivo. Porém, só por segurança, se você passa muito tempo em campos de golfe ou na proximidade de um, não deixe de verificar seus níveis de toxinas, incluindo pesticidas.

Além das toxinas encontradas, revelou-se que Marcy também sofrera exposição a *Borrelia* (a bactéria da doença de Lyme) e *Ehrlichia*, ambas contraídas por picada de carrapato. Esses organismos conseguem viver em nosso corpo por muitos anos e com frequência escapam ao diagnóstico. É a "guerra fria" contínua contra patógenos de relação prolongada, como *Herpes, Borrelia, Ehrlichia* e *Babesia*, que leva à reação de protetora do amiloide associado ao Alzheimer, uma vez que a função do amiloide é matar micro-organismos.

A despeito das doenças que ela contraiu, a ressonância mais recente de Marcy revelou aumento no volume de seu hipocampo, o que se ajusta muito bem a sua melhora cognitiva. Além disso, a tomografia de acompanhamento que fez mostrou melhoras e deixou de ser considerada compatível com a doença de Alzheimer.

Agora que Marcy reverteu seu declínio cognitivo, a chave é continuar a otimizar, a fim de aprofundar a melhora de que já tem usufruído. Será que algum fator de contribuição escapou? Ela pode atingir um nível de cetonas ótimo? Sua sensibilidade à insulina está no nível ideal? Seu microbioma está como deve ser? E assim por diante. Como veremos a seguir na história de Sally, o ajuste contínuo do programa é muito útil.

5. A história de Sally: Um ensaio fracassado

Às vezes é preciso travar uma batalha mais de uma vez para vencê-la.
Margaret Thatcher

Como professora de enfermagem gerontológica, eu ensinava que não existe prevenção nem reversão para a doença de Alzheimer. Mas minha experiência pessoal revelou o contrário. Nos últimos cinco anos, tenho revertido meus sintomas de Alzheimer precoce. A luta diária continua, mas está funcionando.

Cinco anos atrás, era comum que não conseguisse lembrar o dia da semana. Pior ainda, às vezes esquecia de buscar minhas netas na escola e frequentemente trocava seus nomes. Em um teste cognitivo, obtive pontuação correspondente a "déficit cognitivo leve", ou seja, eu já avançara muito no caminho de um Alzheimer. Quando me pediram para desenhar um relógio, tive dificuldade de lembrar qual ponteiro era curto, se o das horas ou dos minutos. Uma tomografia revelou minhas placas de beta-amiloide, associadas ao Alzheimer.

Inscrevi-me em um ensaio clínico para eliminação do amiloide, mas cada injeção do medicamento piorava minha memória em vez de melhorá-la. Assim, após oito sessões de tratamento, decidi abandonar o ensaio.

Meu marido ouviu falar da pesquisa do dr. Bredesen em um programa de entrevistas no rádio. Contatei o dr. Bredesen para perguntar se podia participar de seu estudo. Ele disse que não, pois eu não morava perto do local onde seria realizado, na Califórnia. Entretanto, ofereceu-se para compartilhar a informação de seu programa de Reversão do Declínio Cognitivo (ReCODE) comigo e meu médico. Meu primeiro passo foi fazer uma cognoscopia — um painel com 36 exames de sangue e genéticos para medir fatores de risco específicos do Alzheimer. Fiquei horrorizada ao descobrir que recebera positivo para quase todos os 36 indicadores. Na verdade, era bastante incomum, uma vez que eu tinha fatores de risco para cinco dos seis tipos de Alzheimer identificados pelo dr. Bredesen, especialmente o tipo tóxico. Além do mais, testei positivo para ApoE4 — eu tinha uma cópia do assim chamado gene de risco de Alzheimer.

No início, as providências que precisava tomar pareciam além das minhas forças, então decidi me concentrar em uma mudança de cada vez. Hoje, cinco anos depois, implementei o programa ReCODE completo, e meu cérebro continua a melhorar:

- Meu cérebro lembra de manter o celular por perto.
- Meu cérebro me lembra de pegar minha carteira de motorista e meu cartão de crédito quando saio de casa.
- Meu cérebro consegue solucionar o problema de fazer uma refeição para meus filhos e suas famílias.
- Meu cérebro aprecia jogos de treinamento mental.
- Meu cérebro lembra que dia é hoje.
- Mais importante de tudo, lembro de buscar minhas netas e levá-las para a escola.

Meu cérebro "pensante" atual é resultado da implementação completa e constante do programa ReCODE nos últimos cinco anos. Cerca de metade dos 36 indicadores voltou aos valores de referência durante meu segundo ano de ReCODE, e continuo a melhorar a cada sucessiva cognoscopia. Hoje obtenho de forma consistente uma pontuação perfeita (ou quase) de 30/30 no teste MoCA (Teste de Avaliação Cognitiva Montreal), após ter começado em 24,5. Fiquei muito feliz por minha pontuação na CNS Vital Signs, uma avaliação neurocognitiva computadorizada muito mais rigorosa, ter sido acima da média em 7 dos 10 indicadores após quatro anos seguindo o programa ReCODE.

Fui de medo, pavor e tristeza a esperança e alegria. Posso sonhar de forma realista que mesmo daqui a muitos anos ainda serei capaz de chamar meus seis netos por seus respectivos nomes. Hoje sei o que significa assumir o controle da minha saúde cerebral.

Meus valores de inflamação no exame de sangue agora estão na faixa normal, indicando que eliminei não só o tipo 1 (inflamatório), mas também o tipo 1,5 (glicotóxico) como causas subjacentes do Alzheimer. E meus atuais valores indicam que fiz significativo progresso em melhorar tanto o tipo 2 (atrófico) como o tipo 3 (tóxico) enquanto fatores de risco da doença. Quanto ao tipo 5 (Alzheimer traumático), os suplementos e as mudanças no estilo de vida que implementei nos últimos cinco anos serviram para tratar minha neuroquímica básica da formação das sinapses.

No começo, em vários dias eu achava difícil seguir o programa ReCODE, em função do tempo e do dinheiro (para alguns suplementos) exigidos, bem como pela necessidade de mudar hábitos de estilo de vida. Era frequente ficar ansiosa para meus resultados restantes chegarem mais rápido ao normal. Muitas vezes senti que a melhora avançava a passo de tartaruga. Mas quando precisava de encorajamento, dizia a mim mesma que a tartaruga venceu a proverbial corrida.

Do início até hoje, cinco anos após iniciado o ReCODE, sempre achei que fosse uma decisão a ser tomada sem "pensar duas vezes": digo a mim mesma que o cérebro é uma coisa terrível de se perder — sobretudo se for o seu. Pretendo me manter no programa para isso nunca acontecer. Muitas vezes desejei que o Programa ReCODE do dr. Bredesen estivesse disponível quando ingressei na casa dos quarenta, mas atualmente, aos 74 anos, sou grata pela chance de manter meu cérebro em funcionamento.

REAÇÕES AO ALZHEIMER

A discussão a seguir está organizada em quatro estágios:

1. Estágio inicial: medo, falta de ciência do problema e negação
2. Estágio intermediário: conscientização e reversão dos sintomas iniciais
3. Estágio atual: reversão do processo e otimização
4. Estágio futuro: sonho e antecipação

Minha transição de um estágio a outro dificilmente foi linear. Na maior parte, meu progresso tem apresentado altos e baixos, com melhoras e retrocessos em cada etapa. E, na prática, todos os estágios se sobrepõem.

Reações ao Alzheimer no estágio inicial

Estágio inicial: medo. Passei a me preocupar com o Alzheimer depois que completei quarenta anos. Minha mãe biológica tinha duas irmãs que me serviram de mães substitutas quando ela já não era capaz de cuidar de mim. Fiquei de coração partido ao ver minhas tias desenvolverem Alzheimer, sofrerem deterioração gradual e, no fim, morrerem da doença. O Alzheimer também era dolorosamente familiar no lado do meu pai, levando as vidas de uma tia e um tio.

Eu me especializara em gerontologia no começo da minha carreira como enfermeira registrada e professora de enfermagem. Cuidara de pacientes de Alzheimer em casas de repouso e em *home care* e observara em primeira mão como as necessidades de pessoas com Alzheimer em geral excediam o tempo e as capacidades tanto dos entes queridos como dos profissionais de saúde. Vi por experiência própria que não havia respostas fáceis para os pacientes de Alzheimer e suas famílias.

Estágio inicial: falta de ciência do problema. No meu caso, o estágio em que não estava "ciente" do Alzheimer começou há mais de vinte anos, quando desenvolvi uma grave depressão. Na época, atribuí o problema à menopausa e à mudança para um cargo novo, estressante e desafiador em uma nova universidade, em outro estado. Atribuí minha depressão à saudade que sentia dos familiares por não conseguir vê-los regularmente. Meu médico prescreveu um antidepressivo, que pelo menos aliviou os sintomas. O que eu não tinha como saber em 2000 era que a depressão é um sintoma inicial comum de Alzheimer tipo 3. Durante os vinte e tantos anos seguintes, passei por episódios agudos de depressão, muitas vezes após uma mudança de residência ou uma lesão física. Eu tinha consciência de que estava com dificuldade de raciocinar com clareza durante esse período, mas atribuía minhas alterações cognitivas à depressão e ao processo "normal" de envelhecimento. Na época em que lecionava gerontologia a alunos de enfermagem, eu ensinava a teoria predominante de que uma das causas da perda de memória era a depressão (pseudodemência) e que, conforme a depressão fosse tratada, a perda de memória seria eliminada.

Apenas depois de ler a publicação do dr. Bredesen em 2016 sobre o Alzheimer tipo 3 e inalação de toxinas percebi de fato que a residência onde eu vivera nos últimos cinco anos quase certamente contribuíra para meu Alzheimer e minha depressão. Minha casa tinha uma infestação de mofo no porão que nunca fora erradicada. Eu também morava perto demais de uma agitada rodovia interestadual e a poluição dos carros era tão forte que meu marido e eu sempre ficávamos com os olhos ardendo entre o final da tarde e o início da noite.

Quando realizei minha primeira cognoscopia, descobri que meus genes me situavam entre os 25% da população para quem é quase impossível combater sozinha a inalação de toxinas como mofo, poluição química e micropartículas. Meus resultados deram positivo em doze das quinze características identificadas pelo dr. Bredesen para Alzheimer tipo 3. Atualmente, após tratar das causas subjacentes — inalação de toxinas —, minha depressão sumiu e muitos de meus valores anormais no exame de sangue que indicavam toxicidade voltaram ao normal. Não obstante, o Alzheimer tipo 3 é de tratamento muito difícil e diversos valores de referência da minha exposição a toxicidade continuam anormais. Vim a aceitar que é provável que eu sempre tenha hipersensibilidade a exposição a mofo e precise evitar ambientes de alto risco mesmo quando não causam problema algum para a maioria das outras pessoas. Hoje, fico feliz que outros como eu, geneticamente incapazes de combater toxinas, disponham de tratamentos efetivos e consigam detectar sua vulnerabilidade antes e com mais prontidão do que eu consegui.

Estágio inicial: negação. Aproximadamente doze anos atrás, minhas mãos começaram a se mexer de forma aleatória, espasmódica e incontrolável quando eu estava sentada. Havia observado o mesmo movimento aleatório das mãos em pacientes de Alzheimer numa casa de repouso em que trabalhei, bem como em minha tia quando desenvolveu a doença. Minha mente consciente dizia *Alzheimer*, mas, em algum nível, recusei-me a admitir a possibilidade, permaneci em negação e simplesmente me recusei a pensar a respeito. Minha consciência de que passava por uma negação do Alzheimer foi acentuada quando dormi dentro de um carro e a pessoa dirigindo, um colega de trabalho, disse: "Parecia que você estava tocando piano". Na época, lembro de pensar, *Ai, não! Isso é Alzheimer. Não quero ter Alzheimer!*

Mais ou menos nessa mesma época, comecei a trocar as palavras com frequência, muitas vezes deixando o interlocutor confuso. Eu afirmava que desenvolvera uma afasia associada à velhice. Acreditava mesmo nisso. O problema persiste, mas só quando estou cansada ou tentando conversar ao mesmo tempo em que completo uma tarefa que envolva diversos passos. Por exemplo, certa vez, quando preparava o jantar para meu filho e sua família, falei, "Por segurança parei de usar celular quando estou conversando" (queria dizer "dirigindo"). Hoje reconheço o uso de palavras incorretas pelo que realmente é: um indicativo do risco de Alzheimer e da necessidade de seguir com o ReCODE para preservar minha cognição.

Sinto a maior gratidão por meu estilo de vida ter possivelmente postergado o início do Alzheimer por tempo suficiente para o tratamento ReCODE do dr. Bredesen estar disponível. Nos últimos quarenta anos sigo uma dieta de prevenção do câncer, incluindo muitas frutas e legumes, muitas verduras, gordura animal ao mínimo e chá verde todos os dias. Consumo suplementos diariamente de uma marca de boa reputação, visando retardar o envelhecimento e prevenir o Alzheimer.

Também me exercito regularmente — algo em torno de trinta a sessenta minutos diários, pelo menos cinco vezes por semana. Depois dos cinquenta e novamente depois dos sessenta anos, percorri 2800 quilômetros na Trilha dos Apalaches.

Meus sintomas surgiram mais cedo do que entre meus parentes da geração anterior. Esse início precoce é típico do Alzheimer tipo 3. Estou convencida de que minha dieta saudável e o exercício físico ajudaram a postergar o início da doença. Esse adiamento criou um tempo precioso para mim — tempo para o dr. Bredesen desenvolver o ReCODE por meio de sua pesquisa laboratorial e, mais tarde, para eu aprender e implementar as mudanças no estilo de vida que salvaram minha vida.

Reações ao Alzheimer no estágio intermediário

Estágio intermediário: conscientização. Há cinco anos, no intervalo de um mês, esqueci de pegar meus netos em sua casa e levá-los para a escola em duas ocasiões. Não podia mais atribuir minha perda de memória a mudanças normais da velhice. Minha pontuação inicial de 24,5/30 no Montreal Cognitive Assessment (MoCA) indicou o diagnóstico de déficit cognitivo leve. Foi também nessa época que uma tomografia revelou placas de beta-amiloide no meu cérebro e passei a saber que desenvolvia a doença de Alzheimer.

Fiquei perdida, sem saber o que fazer, uma vez que ainda não havia tratamento para o Alzheimer. Na época, acreditava-se que as placas de beta-amiloide prediziam a probabilidade da doença em dez a quinze anos. Eu não queria morrer lentamente de Alzheimer, como acontecera com meus entes queridos.

Dizia a mim mesma que não queria continuar a viver se desenvolvesse Alzheimer, mas tirar minha própria vida tampouco era uma opção para mim. Eu poderia ter considerado o suicídio, mas vira o preço que ele cobrara de minha família estendida e de meus amigos em dois episódios diferentes. Nunca teria coragem de fazer meus familiares passarem pelo sofrimento por que todas essas pessoas haviam passado. Minha família me assegurou que tomaria conta de mim se a doença viesse. Embora apreciasse suas palavras de conforto, continuava desesperançosa.

Entrementes, meu déficit cognitivo resultou em dificuldades com inúmeras tarefas cotidianas, incluindo trabalhar no computador, fazer compras e cozinhar. Eu tinha dificuldade em lembrar nomes e passei por várias situações constrangedoras em que parava no meio da frase, incapaz de recordar o assunto de que falava. Tive dificuldade de fazer biscoitos de gengibre com minha netinha, mesmo tendo feito isso várias vezes antes com duas netas mais velhas. Minha consciência desses problemas cognitivos era dolorosa.

Estágio intermediário: reversão. Como pesquisadora, busquei ativamente estudos para o tratamento e/ou a prevenção do declínio cognitivo. Inscrevi-me em um estudo nacional de um promissor remédio para Alzheimer seis anos atrás, que visava remover as placas amiloides. Porém, a cada injeção mensal, em vez de melhorar, eu sentia uma confusão aumentada e ansiedade por três a cinco dias. Durante os oito meses de tratamento, tomei consciência de que minha cognição estava piorando em vez de se manter ou melhorar. Eu estava perdendo a batalha.

Então, cinco anos atrás, contatei o dr. Bredesen depois que meu marido o escutou em um programa de entrevistas no rádio. Comecei a implementar o programa RECODE. No início, fiquei assoberbada com todos os diferentes componentes do programa. Decidi implementar o RECODE devagar, um passo de cada vez, observando com calma minha reação a cada passo. Comecei a vivenciar as seguintes mudanças:

Sono. Gradualmente aumentei minhas horas de sono de cerca de seis horas por noite para uma média de sete a oito horas. A melhora do sono se acentua quando (1) diminuo as luzes do quarto antes de deitar; (2) evito mídias eletrônicas duas horas antes de deitar; (3) medito durante o dia; (4) alongo a musculatura durante o dia; e (5) evito discussões políticas ou muito complicadas duas horas antes de deitar. Diversos suplementos, incluindo melatonina, também melhoram a qualidade e a duração do meu sono.

Dieta. Eu costumava evitar alimentos orgânicos devido ao custo. Quando comecei a seguir o programa RECODE e consumir alimentos vegetais na categoria dos Dirty Dozen do Environmental Working Group, comprava apenas orgânicos. Levei um ano inteiro para implementar isso completamente, porque o custo e a disponibilidade significavam que tinha de reduzir o consumo de vários de meus alimentos favoritos — especialmente pimentões, uma das minhas iguarias prediletas. Adicionava suco de limão à água e tomava de manhã, antes de qualquer coisa. Hoje carrego oleaginosas cruas — de todo tipo — comigo para um petisco rápido e fácil quando estou fora de casa. Alga orgânica é outra opção rica em nutrientes para beliscar de vez em quando. Em geral mantenho um pacote extra no carro.

Mais recentemente, depois de ler o livro de 2020 do dr. Bredesen, *O fim do Alzheimer: Guia prático*, presto mais atenção para garantir a ingestão de alimentos que sejam prebióticos, probióticos ou que contenham amidos resistentes. Hoje em dia consumo alimentos de duas dessas três categorias diariamente.

Meditação e exercício. Ambos levaram a um ganho cognitivo que veio rapidamente e foi fácil de observar. Esse não foi o caso das mudanças dietéticas — essas melhoras levaram mais de seis meses antes que eu pudesse observá-las. Mas, com o tempo, elas foram inequívocas, e minha capacidade de pensar com clareza melhorou significativamente. Acredito que seguir a dieta do programa RECODE é parte essencial do tratamento.

Cetogênese. Passei por muita frustração implementando uma dieta cetogênica. Após seis meses de tentativas e fracassos, percebi que minha dificuldade se devia a dois suplementos — um para a permeabilidade intestinal, outro para meu Alzheimer tipo 3. Ambos continham açúcar. Uma vez adaptada a novos suplementos, a cetogênese ocorreu. Hoje consigo uma cetogênese leve na maioria dos dias. Quando isso não acontece, percebo a cognição diminuída, em geral antes de vinte e quatro horas. Na maioria dos dias, meu cérebro vence a batalha contra minha barriga — exceto quando estou cansada, então é a vez de a barriga levar a melhor. Nesse caso, sofro as consequências de uma diminuição da capacidade de raciocínio. A dieta cetogênica trouxe benefícios extras que eu não esperava. Perdi quase cinco quilos sem tentar. Além disso, não sinto mais fome o tempo todo, sensação que aprecio muito.

Reações ao Alzheimer no estágio atual

Hoje em dia, meus sentimentos negativos sobre o Alzheimer diminuíram e foram substituídos por inúmeros sentimentos positivos que incluem reconhecimento, gratidão, esperança e o desejo de ajudar os outros. Minha pontuação fraca anterior no teste cognitivo MoCA melhorou para perfeitos 30/30. Sinto enorme consideração pelo dr. Bredesen e seu Protocolo ReCODE e gratidão pelos familiares, amigos e médicos que me ajudaram. Tenho esperança no meu futuro — esperança de postergar ou prevenir o Alzheimer. Minha vida cotidiana é cheia de alegrias. Com a recuperação, consigo pensar mais claramente e realizar o desejo que sempre tive de ajudar as pessoas. Anteriormente, com o raciocínio prejudicado, vivia focada em mim mesma, já que até as menores tarefas eram difíceis de realizar. Atividades normais como cozinhar demandavam todo o meu tempo e energia, levando a uma sensação de incompletude e frustração.

Atual estágio: reversão. O dr. Bredesen tem razão quando afirma em seu livro que o Alzheimer tipo 3 (tóxico) é mais difícil de tratar que o tipo 1 (inflamatório) ou o tipo 2 (atrófico). Meu tratamento para o Alzheimer tipo 3 foi difícil devido a meu haplótipo de antígeno leucocitário humano (HLA) altamente suscetível (genética do sistema imune). Descobri que para mim é muito difícil combater a inalação de toxinas. Todas as vezes em que fui exposta a ambientes fechados sem tratamento para o mofo, reagi com sintomas de síndrome de resposta inflamatória crônica (CIRS). Meus sintomas desta síndrome incluem confusão mental, dor nas articulações, vertigem, dificuldades para respirar, depressão e até ansiedade.

A reversão e a prevenção contínuas desses sintomas exigiam cautela e prudência, além de muita disciplina. Para evitar tais sintomas, vivi numa espécie de prisão domiciliar autoimposta. Evitava visitar quase qualquer outro ambiente fechado. Adorava passar bastante tempo ao ar livre, respirando o ar fresco.

Durante o segundo e o terceiro ano do RECODE, quando seguia o Protocolo Shoemaker para toxinas de mofo do Alzheimer tipo 3, perdi inúmeras atividades sociais que sempre apreciara, incluindo frequentar a igreja e as sessões de pilates em grupo, comer em restaurantes e — o mais triste de tudo — visitar a casa de amigos e parentes. Muitas vezes ficava frustrada ou me sentia assoberbada com a complexidade do tratamento do Alzheimer tipo 3. Mas, mesmo assim, sabia sem sombra de dúvida que os benefícios para o funcionamento do meu cérebro superavam de longe o custo. Consigo cumprimentar as pessoas usando o nome delas e manter conversas e lembro do que tenho de fazer ao me aprontar para atividades como nadar, remar ou caminhar. Antes do RECODE, tinha dificuldade em tomar decisões básicas, como o que vestir ou o que levar comigo ao sair.

No quarto ano do RECODE, para aumentar minha capacidade de frequentar ambientes fechados sem reações físicas e mentais negativas, comecei o Sistema Dinâmico de Retreinamento Neural (DNRS). O DNRS é um programa natural baseado em neuroplasticidade, sem medicações, discutido no livro de 2020 do dr. Bredesen. Eu estava fazendo um progresso significativo e diversificara bastante minhas exposições a ambientes fechados, incluindo as casas das minhas netas, a igreja, o estúdio de pilates e casas de amigos. Então veio a pandemia de covid e meu treinamento espaçado para frequentar outros ambientes fechados cessou de vez. Não vejo a hora de continuar a aumentar a exposição a ambientes fechados quando a pandemia terminar.

À medida que progrido pelo quinto ano do RECODE, continuo minha prática diária de uma hora de um exercício mental de DNRS. Os exercícios mentais consistem em mensagens para mim mesma com visualizações positivas destinadas a lembrar meu sistema límbico a permanecer calmo e a não reagir com sintomas negativos. Entre eles está a visualização em grandes detalhes de alguma experiência positiva vivida. Em seguida aplico os sentimentos e pensamentos positivos de minha experiência passada a uma experiência futura imaginada, visualizando minha experiência futura com a maior vivacidade possível. Essas memórias positivas — tanto do passado como do futuro — inundam meu cérebro e meu corpo com os hormônios positivos dopamina, oxitocina, serotonina e endorfinas. Foi provado que esses hormônios promovem a neuroplasticidade, a cura e o crescimento de neurônios. Porém, mais importante ainda, essas visualizações me possibilitam sentir esperança e apoiar meu sonho de um futuro livre do Alzheimer. Elas contrastam com os hormônios negativos cortisol, adrenalina e norepinefrina, que exercem um impacto negativo em meus neurônios quando e se permito que meu cérebro se concentre no medo do Alzheimer e/ou em pensamentos negativos.

Eis alguns outros ajustes que fiz para permanecer no caminho da reversão:

Custos. Meu marido e eu enfrentamos dificuldade com os custos associados ao tratamento do Alzheimer tipo 3. Temos de tomar difíceis decisões sobre o que podemos ou não comprar. Entretanto, nunca esquecemos que nossas despesas atuais são muito menores do que os elevados custos de cuidar de alguém com Alzheimer em uma casa de repouso.

Meditação. A meditação em forma de oração, por trinta minutos toda manhã, foi a primeira mudança no estilo de vida que adotei em meu primeiro ano de RECODE. Um mês depois, sentia mais paz e alegria, além de sentir uma melhora na cognição.

Atualmente, após cinco anos no RECODE, continuo a valorizar meu momento de meditação duas vezes ao dia, o qual passo sozinha, escutando Deus e falando com ele, lendo a Bíblia, ouvindo música religiosa. Além disso meu marido todo dia lê uma prece para mim, algo que ambos apreciamos muito. Assim, fico surpresa que esse hábito de quatro anos de meditação diária seja difícil de manter. Quando tenho um dia cheio de atividades, muitas vezes penso, *Não disponho de trinta minutos hoje*. Mas após vários dias fazendo meditações apenas breves, sinto que começo a afundar emocionalmente; quando recupero meu foco e separo um tempo para meditar, volto a me sentir renovada e reanimada. Suponho que todo mundo às vezes se pegue tomando atitudes que não sejam de seu maior interesse no longo prazo, mas que tragam uma sensação agradável no curto prazo. Vim a perceber que a adesão bem-sucedida ao RECODE é uma decisão de longo prazo que envolve muitas decisões e ações de curto prazo.

Quando o livro de 2020 do dr. Bredesen foi publicado, li suas recomendações de *mindfulness*, a prática de estar plenamente presente a cada momento. Hoje estou aprendendo a ter um maior foco no presente, a aceitar as coisas como elas são e a adotar uma disposição observadora. Essas mudanças pessoais resultaram numa sensação de alegria. Vejo paralelos entre a *mindfulness* e uma das minhas passagens bíblicas favoritas, em Mateus 6:34: "Não se preocupe portanto com o amanhã, pois o amanhã cuidará de si mesmo. A cada dia seus próprios problemas".

Treinamento cerebral. Há cinco anos, quase causei dois acidentes de carro. Apenas a ação dos outros motoristas impediu os acidentes. Comecei a praticar os exercícios do BrainHQ (especialmente Double Decision, que tornou minha condução segura). Minhas habilidades ao volante claramente estão mais afiadas, e hoje jogo o BrainHQ pelo menos trinta minutos diários, cinco ou seis vezes por semana. Como no caso da meditação, não me faltam outras coisas para fazer antes de reservar um tempo para o treinamento cerebral. Continuo a me surpreender com como é fácil adiar o que preciso fazer, mesmo que, conceitualmente, eu fosse fazer o que fosse necessário para manter meu bom funcionamento cerebral. Usar uma lista de verificação para monitorar minhas sessões diárias de BrainHQ tem me ajudado a manter a constância.

Exercícios. O dr. Bredesen recomenda no mínimo trinta minutos diários de exercícios pelo menos cinco dias por semana. Como já estava fazendo isso, aumentei o tempo e a intensidade dos exercícios no meu primeiro ano de RECODE. Percebi imediata melhora da cognição.

Atualmente, em cinco anos de RECODE, tenho dor nos joelhos ao pisar em chão duro, mas continuo sendo capaz de caminhar ao ar livre. Também gosto de nadar, andar de caiaque e praticar pilates e ioga. Tive sete problemas ortopédicos diferentes e passei por três cirurgias. Sou um exemplo ortopédico do que uma pessoa pode fazer se continuar em movimento, a despeito dos maiores obstáculos físicos. Continuo a notar que minha cognição fica melhor nos dias em que me exercito mais.

Sentimentos. Meus sentimentos gerais sobre o Alzheimer hoje são de esperança — esperança de que minha cognição continue a melhorar e esperança de que, no dia em que morrer, serei mais que apenas um caso de Alzheimer. Não temo a morte; na verdade, como cristã, não vejo a hora de estar ao lado de Deus. Mas optei por seguir o programa RECODE de modo a evitar a morte lenta que vem com o Alzheimer. Hoje em dia, quando acordo pela manhã, sinto alegria em vez de depressão e ansiedade. Valorizo meu tempo com meu marido, a família e os amigos. E digo "Obrigada!" sempre que consigo lembrar o nome de alguém. Muitos dos meus sentimentos negativos sobre o Alzheimer desapareceram. Sou a prova viva de que um pensamento lento e confuso pode ser revertido.

Estágio atual: otimização. Para empreender o programa RECODE do dr. Bredesen de forma completa e efetiva, uso técnicas diversas, incluindo lembretes e pesquisa na internet. Post-its no espelho do banheiro ou no balcão da cozinha, alarmes no celular e anotações no meu calendário ajudam as novas práticas a se tornarem hábitos regulares (e há também um novo aplicativo). A pesquisa na internet me ajuda a entender as consequências do que faço e me proporciona conhecimento para saber o que observar.

Anotações eletrônicas de meus sintomas e suplementos para o Alzheimer tipo 3 têm sido cruciais para manter e aperfeiçoar meu tratamento. Com base nas recomendações do dr. Bredesen, segui o protocolo de doze passos do dr. Ritchie Shoemaker para remover as biotoxinas do meu corpo e ajudar a reduzir meus sintomas de sensibilidade a inalações tóxicas. Comecei o protocolo do dr. Shoemaker, incluindo a ingestão de colestiramina, quatro anos atrás. Encerrei o passo final, o peptídeo intestinal vasoativo (VIP), durante o terceiro ano de meu programa RECODE. Acredito que os dois anos e quatro meses que levei para completar o Protocolo Shoemaker tenham sido um período muito maior do que é típico para a maioria dos pacientes, embora eu não tenha dados confiáveis para fazer a comparação. O tratamento VIP era muito caro e exigente, e planos de saúde não o cobrem. A boa notícia é que não tenho mais sintomas de síndrome de reação inflamatória crônica (CIRS), a menos que sofra novas exposições tóxicas. No último ano e meio, evitei os sintomas da CIRS: depressão, ansiedade, dor nas articulações, confusão mental, tontura e peito congestionado.

Aumentei o consumo de verduras fazendo sucos com diversas folhas. Além de espinafre e couve orgânicos, incluo hortaliças saudáveis e frescas, além de canela, baunilha, pequenas quantidades de mirtilo e proteína em pó de arroz e ervilha. Às vezes incluo ervas como coentro e hortelã. Guardo as bebidas prontas em um recipiente refrigerado com tampa. Assim posso pegar um suco verde por dia e dispor de uma quantidade concentrada de verduras junto com outros nutrientes saudáveis.

Outros aspectos que otimizei:

Suplementos. Inicialmente, os inúmeros suplementos que são parte do programa RECODE do dr. Bredesen eram demais para mim. Decidi implementá-

-los gradativamente. Durante cerca de duas semanas, estudava os possíveis efeitos colaterais. Descobri que conseguia tomar todos, menos dois. Um grama de curcumina, duas vezes ao dia, levou a hematomas que sumiram quando diminuí a dose e a frequência para uma vez ao dia. A glutationa lipossomal (para Alzheimer tipo 3) me deixava nauseada. Inicialmente, reduzi a dose. Após um ano, consegui voltar a aumentá-la e a misturava no suco, com gengibre em pó.

Nos primeiros quatro anos do ReCODE, pedia cada suplemento individualmente de fornecedores de boa reputação. Era bem confuso, já que eu não sabia qual fornecedor seria mais confiável para cada suplemento. No quarto ano, descobri e usei o site ConsumerLab.com para avaliar os suplementos e seus fabricantes.

A preparação dos meus suplementos diários consome um bocado de tempo. Recentemente passei a contar com a LifeSeasons (lifeseasons.com) e não vejo a hora de obter a maioria dos meus suplementos — pré-misturados e na dosagem certa — com eles. É uma satisfação pensar que futuros participantes do ReCODE terão à disposição essa fonte conveniente e confiável de suplementos.

Os efeitos positivos da minha suplementação foram graduais e cumulativos. Quando me prepararei para uma cirurgia, tive de interromper todos os suplementos por duas semanas, mas como ainda não sabia que o dr. Bredesen recomendava uma interrupção gradual, parei todos ao mesmo tempo. Assim, sofri uma clara perda de cognição. Quando voltei a tomar suplementos, após a cirurgia, levou quase um ano para a cognição voltar ao estado anterior. De modo que continuo a depositar grande fé nos benefícios dos suplementos.

Anestesia. Outro fator de contribuição para minha diminuição cognitiva após a cirurgia foi passar por anestesia geral. Descobri com o livro do dr. Bredesen que a anestesia pode ter um impacto negativo na cognição de pessoas como eu, com histórico de déficit cognitivo leve. Portanto, um ano atrás, quando realizei a cirurgia no joelho, solicitei e consegui a anestesia espinhal em vez da geral e não sofri nenhuma perda cognitiva no pós-cirúrgico.

Enfrentamento. Uso diversas estratégias diárias para lidar com os desafios. Entre elas estão a meditação com foco na oração, o apoio social, o humor e os exercícios. Permitimos que pensamentos negativos penetrem com facilidade em nossa consciência. Quando isso acontece, eu os substituo por pensamentos positivos. Descobri também que o humor é muito eficaz em lidar com essas formas de estresse. Conto piadas e peço aos outros para me contarem suas piadas favoritas. Optar deliberadamente por uma atitude otimista ajuda. Costumava ficar desencorajada, mas hoje em dia meu diálogo interior vê o copo como meio cheio, ao invés de meio vazio. Quando sou inadvertidamente exposta a inalação de toxinas, concentro-me no que está funcionando, não no que não está.

Mas minha fonte de apoio mais forte é minha profunda fé em Deus e Jesus, e sentir seu amor e seu carinho incondicionais por mim. Na verdade, minhas experiências de reversão dos sintomas iniciais de Alzheimer fortaleceram essa fé e confiança. Uma das minhas passagens favoritas da Bíblia é Jeremias 29:11: "Pois sei dos planos que tenho para vocês", declara o Senhor, "planos de prosperar e não lhes causar o mal, planos de lhes dar esperança e um futuro".

Reações ao Alzheimer no estágio futuro

Estágio futuro: sonho. Sei que talvez eu esteja apenas adiando substancialmente o Alzheimer, sem conseguir evitá-lo por completo. Mas, para mim, a atual estratégia de sonhar com um futuro positivo é a que faz mais sentido.

Nas raras ocasiões em que me permito pensar em como meu cérebro pode estar daqui a quinze anos, sinto um profundo pavor. Infelizmente, o meu início de carreira como enfermeira gerontológica apenas aprofunda esse medo. Quando esses pensamentos negativos ocorrem, refresco minha memória de que optei por continuar a viver uma vida saudável e a seguir o Protocolo ReCODE. E que isso aumenta minhas chances de que, ao morrer, seja por alguma outra causa que não Alzheimer. Desse modo, sintonizo deliberadamente meu cérebro num pensamento diferente, mais positivo.

Meu sonho é ser capaz de evitar o Alzheimer prosseguindo com o ReCODE — não importa que idade tenha ou quanto tempo mais vá viver. Esse novo sonho ainda é frágil, mas estou convencida de que quanto mais vivenciá-lo, praticá-lo e acreditar nele, mais provável será torná-lo realidade. Posso sonhar de forma realista com um futuro sem Alzheimer. Aonde meus pensamentos forem, meu cérebro, minha mente e meu corpo seguirão. Tenho gostado de aprender sobre as promessas da neuroplasticidade. Adoro ter um cérebro saudável que raciocina com clareza e se lembra das coisas. E estou comprometida a seguir fielmente o programa ReCODE. Um cérebro saudável e funcional vale o esforço.

Estágio futuro: antecipação. O título da Parte I, "Já não dobram por ti", tem um significado especial para mim. Em 1953, durante a Guerra da Coreia, quando tinha cinco anos, o avião do meu pai caiu ao decolar de um porta-aviões. Infelizmente, seu corpo não pôde ser recuperado. O poema de John Donne, "Por quem os sinos dobram", foi lido como parte de seu serviço fúnebre. Assim como a morte do meu pai deixou todos nós arrasados, rezo para que, ao contrário, minha vitória sobre o Alzheimer sirva para inspirar os outros e dar-lhes esperança.

No quinto ano do meu programa do ReCODE, posso antecipar e visualizar os próximos quinze anos. E como uma amiga de 86 anos que recentemente promoveu uma celebração de Ano Novo no Zoom devido à covid, sou uma pessoa ativa, tenho raciocínio claro e, assim espero, sou uma companhia agradável para os outros. Sorrio quando antecipo a velhice futura e a "marcha do tempo". Por ora antecipo um futuro — um futuro sem Alzheimer. Na minha imaginação, vejo tanto meu pai terreno como meu pai espiritual sorrindo do céu. E retribuo o sorriso. Graças ao programa ReCODE, o Alzheimer já não dobra por mim.

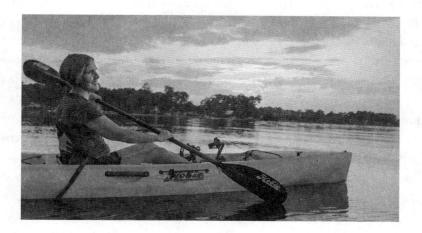

COMENTÁRIO: Ao longo dos últimos anos, vim a perceber que o protocolo desenvolvido por mim e meus colegas para o declínio cognitivo na verdade está mais para cirurgia do que para medicina, e a história de Sally ilustra essa perspectiva. Em outras palavras, em vez de combater o processo da doença com uma prescrição, a pessoa deve identificar os vários fatores que contribuem para seu estado e então seguir um programa dirigido, passo a passo – muito mais similar a um procedimento cirúrgico do que à medicina do século xx. Entretanto, como mostram os resultados de Sally e de tantas outras pessoas, essa abordagem programática da medicina de precisão produz resultados que nunca foram atingidos com a mera medicina prescritiva.

A abordagem clínica de Sally ilustra outro aspecto potencialmente importante: embora sua tomografia revelasse o amiloide e desse modo indicasse o diagnóstico de Alzheimer, quando foi tratada com um medicamento para atacar e remover o amiloide, claramente piorou após cada injeção, em vez de melhorar ou mesmo permanecer estável. Hoje em dia observamos esse fenômeno em uma série de pacientes, com evidente piora ligada temporariamente às injeções antiamiloide. Como o beta-amiloide tem um efeito antimicrobiano, isso é compreensível, e mais uma vez sugere que talvez faça mais sentido remover os patógenos primeiro, antes de ministrar a terapia antiamiloide.

6. A história de Frank: Momentos seniores

A oportunidade de nos resguardarmos contra a derrota está nas nossas mãos,
mas a oportunidade de derrotar o inimigo
é oferecida pelo próprio inimigo.
Sun Tzu

Em fevereiro último estive em um consultório médico com minha esposa. Queríamos obter algumas informações sobre as despesas traduzidas para o inglês, por questões do seguro. A secretária perguntou se eu conseguia lembrar da data das últimas duas consultas. Pensei por um segundo e disse sem hesitar: "26 de dezembro e 15 de janeiro".

Nada demais, certo? Para alguém diagnosticado com início precoce de Alzheimer nove anos atrás, foi uma proeza. Mais uma prova de que o protocolo do dr. Bredesen está de fato revertendo os sintomas da minha doença.

Na época em que fui diagnosticado, era uma dificuldade conseguir lembrar de fechar o zíper da calça e afivelar o cinto antes de sair de casa. Isso aconteceria após ter passado vinte minutos tentando achar minhas chaves e o celular. Certa manhã, encontrei o celular na geladeira.

Seis anos atrás, mudamos para o México, convencidos de que em pouco tempo eu precisaria de mais cuidados do que minha esposa seria capaz de fornecer e com que nós poderíamos arcar.

Acho que ela suspeitou que eu tivesse demência muito antes de eu estar disposto a admitir para mim mesmo. Minha esposa via o estrago que eu estava causando a meu outrora bem-sucedido negócio e a nossas finanças pessoais. No fim, a evidência era tão esmagadora que fiquei convencido de que devia ter Alzheimer. Mesmo assim, não procurei ajuda médica.

Adiara esta busca por duas razões. Era 2011. A maior parte do mundo ainda não ouvira falar do dr. Bredesen. Isso foi alguns anos antes de seu primeiro estudo ser apresentado para o mundo. A essa altura quase qualquer um concordava que o Alzheimer era fatal e incurável. Eu nem sabia como escrever a palavra, mas sabia que morreria da doença.

Esse raciocínio me impediu de procurar ajuda por um longo tempo. Minha estratégia fora tentar esconder os inúmeros equívocos que cometia diariamente e torcer para ninguém notar.

Havia mais um problema. Eu não conseguia lembrar de boa parte do que estava acontecendo. Pegava dinheiro emprestado de mim mesmo para completar projetos da empresa, pensando em devolver o dinheiro quando o projeto fosse finalizado. Quando terminava, esquecia que pegara dinheiro emprestado para terminá-lo. Criei a ilusão de que a empresa estava bem.

Eu fazia acompanhamento psiquiátrico para depressão. Quando finalmente disse ao psiquiatra que achava que tinha Alzheimer, ele disse que eu era novo demais. Eu não sabia na época que havia muitas variedades de demência e muitos estágios de Alzheimer. O médico acreditava que meu problema era ainda estar seriamente deprimido e ajustou minha medicação. Foi uma boa ideia. A depressão diminuiu bastante, mas minha memória continuou a declinar.

Após alguns testes cognitivos padronizados, ele concordou que eu devia ter déficit cognitivo leve. Devia estar deixando o médico maluco. Eu ficava repetindo, "Não tem nada leve com o que está acontecendo na minha vida".

Ele provavelmente tinha razão. Muitas vezes me perguntei por que não pesquisei imediatamente na internet sobre perda de memória para me informar melhor. Acho que simplesmente não acreditava que houvesse alguma coisa boa para descobrir.

Finalmente, em 2012, fui diagnosticado com Alzheimer precoce. Eu me acostumara a anotar as coisas bizarras que fazia todos os dias. Pretendia escrever um livro chamado *Mergulho na demência*, narrando o avanço do problema todo até onde fosse capaz.

Quando nos mudamos para o México, fiquei convencido de que era apenas questão de tempo eu me tornar tamanho peso para minha esposa que teria de executar a "solução final", cujas providências eu tomara vários meses antes.

Fazia menos de um ano que estávamos no México quando por um afortunado acaso escutei uma conversa sobre o dr. Bredesen. Ele acabara de publicar os resultados de seu estudo com os primeiros dez indivíduos. Pesquisei o artigo e fiquei espantado ao descobrir que alguns estudos de caso eram pessoas passando exatamente pelo que eu passava. Percebi que precisava conhecer o homem de qualquer maneira. Também comecei a tentar fazer as coisas que as pessoas em seu estudo haviam feito.

Depois de muitos meses e emails, consegui falar com ele ao telefone. Sua secretária disse que eu teria sorte de conseguir cinco minutos do tempo dele. Era uma sexta à tarde. Falamos por vinte e cinco minutos. Contei-lhe minha experiência e o fato de que estava escrevendo um livro sobre meus problemas. Esperava conseguir uma consulta presencial. Também lhe contei que sentia alguma melhora após experimentar seu protocolo.

Ele falou mais do que eu, fazendo-me perguntas. Pareceu mais interessado no meu caso do que qualquer um dos meus médicos. Convidou-me a visitar seu laboratório em Marin County, onde realizava uma apresentação do protocolo. Afirmou que haveria pessoas ali que eu deveria conhecer.

Eu continuava muito doente e a ideia de viajar sozinho para a Califórnia era assustadora. Acabou sendo a melhor coisa que já fiz. Após sua apresentação, falamos por cerca de meia hora, durante a qual ele explicou o protocolo em termos simples que eu conseguia compreender e respondeu a todas minhas perguntas. Foi o começo da retomada da minha vida. Conheci uma mulher que tivera exatamente os mesmos sintomas que eu e que se recuperara por completo. Sua mente era afiada como uma navalha. Ela me converteu. Parti da Califórnia determinado a me empenhar ao máximo no protocolo. E levei comigo algo que perdera havia muitos anos: *esperança*.

Aos poucos me senti cada vez mais eu mesmo. Tive uma recaída no segundo ano. Longe de casa, realizando negócios na fronteira, abusei o tempo todo de *junk food*. Devorei mais de um quilo de alcaçuz, McDonald's, um pote enorme de manteiga de amendoim, cerca de seis ou sete enroladinhos gigantes de canela e vários *milkshakes*. Ganhei mais de dois quilos em três dias.

Claro que ganhei peso, o que já é ruim em si. Infelizmente, acabei voltando a me alimentar de *junk food* como fizera por anos. Sem nem me dar conta, parei de tomar os suplementos e de me exercitar. Não demorou muito. Em pouco tempo não conseguia mais raciocinar direito e voltei a ficar aterrorizado.

Liguei para uma pessoa que sabia muito mais sobre o protocolo do que eu. Ele me contou que recaídas não eram incomuns. Mais importante, contou-me, era que a maioria era capaz de recuperar a cognição.

Foi mais difícil da segunda vez. Pareceu levar mais tempo. Mas no fim voltei a ser eu mesmo de novo. Estava curado? Pensei sobre isso do modo como alcoólatras consideram a sobriedade. Contanto que não bebam, suas vidas são iguais às de outros homens e mulheres. Se voltarem ao copo, estão de volta ao sofrimento. É assim que me sinto sobre o Alzheimer. Contanto que continue a seguir o protocolo, levo uma vida normal. Se não faço isso, o pesadelo recomeça.

Caso você esteja se perguntando se também consegue, estou aqui para lhe dizer que sim. Se seu ente querido também consegue? Com sua ajuda, há uma boa chance de que sim. Primeiro é preciso submeter-se aos exames e testes para saber o que deve ser tratado. Depois, comece pelas coisas que você é capaz de fazer. Para mim, mudar de dieta foi o mais difícil. Nunca percebi como era viciado em açúcar e pão. Raramente comia salada ou peixe, mesmo quando morei no Caribe. Eu viera aprendendo mais sobre o protocolo e acrescentando coisas ao meu plano diário durante todo o tempo que o seguia. Teria sido impossível conseguir sem minha esposa. No começo tinha de ser lembrado diariamente de tomar meus suplementos.

Meu raciocínio permaneceu lúcido na maior parte dos últimos quatro anos e pouco. Percebo agora que meus problemas cognitivos começaram muito mais cedo do que originalmente imaginei. Após os cinquenta anos tive incidentes ocasionais que apenas escolhi ignorar ou atribuí ao estresse.

Não faça como eu fiz. Não adie a procura por ajuda. Quanto antes enfretar seus problemas ou começar a viver uma vida mais saudável, mesmo se você não apresenta problemas, melhor será sua qualidade de vida. O protocolo previne a doença. Você não precisa chegar ao ponto ao qual cheguei.

Ah, e terminei o livro. *Mergulho na demência* acabou se chamando *Derrotando a demência*, e com o endosso do dr. Bredesen gosto de acreditar que ajudei a divulgar sua mensagem em muitos lugares. Serei eternamente grato.

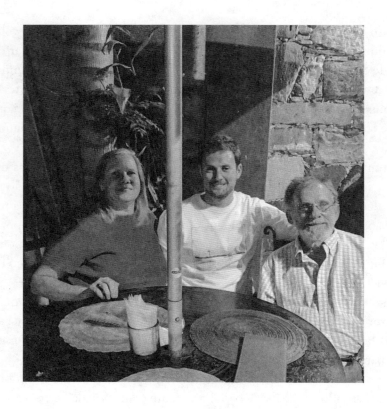

COMENTÁRIO: A história de Frank ilustra o ponto mais importante de todos, constatado por muitos outros pacientes: a melhora se mantém quando você enfrenta as verdadeiras questões causadoras do declínio cognitivo em vez de tentar contornar as causas com um único medicamento. Por quanto tempo conseguimos sustentar tais melhoras? Sabemos que a resposta é no mínimo nove anos (já que os primeiros pacientes começaram o protocolo há nove anos), mas, uma vez corrigida a neuroquímica subjacente, temos todos os motivos para acreditar que essas melhoras se manterão por décadas. Seria possível criar um programa global que permitisse a todo mundo permanecer lúcido até os noventa ou cem anos, evitando a demência? A meta é essa.

7. A história de Julie:
Boa sorte com isso

Sua quantidade de sorte
depende de sua prontidão em agir.
Barbara Sher

Prestes a fazer cinquenta anos, em vez de planejar uma festa, fiquei cara a cara com minha própria mortalidade. Havia vários anos que vinha sofrendo de sintomas estranhos e debilitantes, aparentemente sem relação entre si. Meus médicos não faziam ideia do que estava acontecendo. Achei que participar de um teste genético pudesse fornecer algumas pistas. Contratei o 23andMe, um serviço de teste genético direto para consumidores finais. Quando o kit chegou, cuspi num tubo de ensaio, enviei-o pelo correio e aguardei. Várias semanas mais tarde, meus resultados chegaram por email. Fui redirecionada ao site deles e examinei os resultados. Para meu olhar não treinado, não havia absolutamente nada notável. Ufa!

Até que, no fim, um conjunto de resultados me pedia para clicar numa série de campos e assistir a um vídeo. Era sobre um gene associado à doença de Alzheimer. Eu sabia pouca coisa sobre o Alzheimer e (nesse ponto) não estava ciente do meu histórico familiar. Cliquei rapidamente em todos os campos, fiz de conta que assisti ao vídeo e abri meus resultados. Não eram nada bons. Na verdade, eram bem ruins. Descobri que fazia parte de um pequeno segmento da população (menos de 2% — quase 7 milhões de americanos) que são portadores de duas cópias da versão épsilon 4 do gene APOE. Nunca ouvira falar nesse gene antes, mas pesquisei imediatamente para aprender tudo que conseguisse sobre ele.

Parte das estatísticas para os homozigotos de ApoE4 (portadores de duas cópias do ApoE4) era bastante sombria, sugerindo que eu tinha uma chance maior do que 90% de desenvolver a doença de Alzheimer durante minha vida. Pior ainda, os pesquisadores às vezes descreviam o ApoE4 como o gene da "fragilidade". Os portadores têm predisposição não apenas ao Alzheimer e outras demências, mas também a cardiopatias, e tendem a ter uma expectativa de vida mais curta. Em minha pesquisa, li uma anedota sobre James Watson, o codescobridor da estrutura do DNA. Ele providenciara o sequenciamento do próprio genoma, mas decidiu não saber sobre *um* gene: APOE. Saber que talvez fosse portador de uma cópia do ApoE4, que dizer então de duas, era mais do que ele podia suportar. O consenso na época era que nada podia ser feito para mitigar o risco. Só então a ficha começou a cair para mim sobre as implicações de tudo que eu começava a descobrir.

Isso foi há mais de oito anos. Procurei a Alzheimer's Association para mais informações. O site deles afirmava que era uma doença incurável, sem tratamento e progressiva. Em média, os pacientes morriam dez anos após o início dos sintomas. Mais assustadora para mim foi a afirmação de que o Alzheimer não tinha prevenção. Por volta dessa mesma época, meu primo foi diagnosticado com Alzheimer a partir de seus sintomas e dos resultados de seu exame de líquido cefalorraquidiano. Eu pensava na doença como algo que afetava apenas pessoas mais velhas, mas meu primo era muitos meses *mais novo* do que eu. Sua experiência trouxe essa ameaça, que no início achei que residisse apenas no futuro, para minha realidade presente. Fiquei oficialmente paralisada de terror.

Andava sofrendo de alguns problemas cognitivos na época, mas os atribuía ao estresse, à perimenopausa, ao meu estilo de vida ocupado — tudo menos Alzheimer. Simplesmente para me tranquilizar, decidi fazer alguns testes cognitivos em um site de treinamento cerebral. Sempre tive facilidade de aprender e fui uma aluna excelente. Fiquei perplexa ao descobrir que pontuara na metade do 30º percentil para minha faixa etária.

Repeti o teste várias vezes, obtendo sempre o mesmo resultado. Recorri a meu marido, meu porto seguro, para me assegurar de que minha reação não era exagerada. Contei-lhe sobre meu elevado risco genético da doença de Alzheimer e minha pontuação ruim no teste cognitivo. Em vez de me tranquilizar, ele disse, "Bem, isso explica muita coisa!". Minha reação inicial foi de raiva. Como podia não me oferecer palavras de conforto? Mas ele também ficou preocupado. Bruce é um piloto de linha aérea internacional e muitas vezes fica longe de casa por uma semana inteira. Toda vez que voltava de viagem ele ficava preocupado com quanto eu havia declinado.

Fui forçada a examinar minha situação com frieza e percebi que viera apresentando dificuldades fazia algum tempo. Eu costumava encontrar várias pessoas no comércio local que me cumprimentavam calorosamente e falavam com intimidade de minha família e das suas próprias. Eu sabia que deveria saber quem eram, *só que não sabia*. Ficava toda atrapalhada nessas conversas, tentando me desvencilhar o mais rápido possível. Houve uma vez em que voltava para casa após o trabalho dirigindo por minha rota regular, olhei para o semáforo perto de casa e, por alguns aterrorizantes segundos, não fazia ideia de onde estava. Esse sentimento ocasionalmente voltaria a ocorrer sem o menor aviso. Fiquei preocupada o bastante para começar a planejar minhas rotas, até mesmo para lugares familiares. Com o tempo, meu mundo ficou cada vez menor.

Notei que minha personalidade estava mudando. Toda a minha vida eu sempre fora perspicaz, curiosa, animada e trabalhadora. Agora tinha dificuldade em acompanhar conversas. Também costumava ser uma leitora voraz, mas estava cada vez mais difícil lembrar de personagens, tramas, até da frase que acabara de ler. Ler por prazer deixou de ser prazeroso. Coisas simples que haviam sido fáceis um dia — como controlar o talão de cheques, pagar contas ou calcular a gorjeta em um restaurante — passaram a ser difíceis. Eu não conseguia compreender por que me atrapalhava com tarefas básicas. Meu marido e meu filho comentavam sobre meu pavio curto. Começaram a pisar em ovos perto de mim, tentando não me irritar. Eu percebia os olhares que trocavam, mas me sentia impotente para consertar as coisas.

Até então, eu pensara na morte como algo que aconteceria no futuro distante por alguma causa desconhecida. Se realmente tinha Alzheimer, havia encontrado meu inimigo frente a frente. Percebi que podia estar ingressando no que fora dolorosamente descrito como o "longo adeus". Coincidentemente, um dos últimos romances que eu lera era *Para sempre Alice*, em que uma mulher com Alzheimer precoce faz planos para o suicídio, porém mais tarde os esquece e é incapaz de consumá-lo. Também considerei a ideia, embora meu plano fosse cuidar disso *mais cedo, antes que pudesse esquecer*. A ideia de morrer perdendo minha própria essência e fazendo minha família passar pelo peso de cuidar de mim era insuportável. Se eu me matasse, pelo menos morreria com dignidade, nos meus próprios termos. Ao mesmo tempo, um pensamento começou a ficar cada vez mais forte dentro de mim: *E se os médicos estivessem enganados? E se houvesse algo a ser feito para reverter essa coisa?*

Senti um instinto quase animal de me mudar de volta para o local onde crescera, às margens do lago Michigan. Um lugar perfeito para morrer... *ou lutar*. Eu ainda não tinha certeza. Queria estar próxima da minha família. Como era portadora de duas cópias desse gene, sabia que outros membros da minha família também corriam um crescente risco. O momento foi perfeito, já que nosso filho estava saindo de casa para frequentar a universidade. Meu marido e eu largamos a vida maravilhosa que construíramos para nós ao pé das montanhas do norte da Geórgia e nos mudamos para o noroeste de Indiana. Fomos para um apartamento minúsculo em um pequeno lago a poucos quarteirões do lago Michigan.

Lembro-me de um incidente quando procurávamos casa por lá. Meu filho ficou confuso e furioso conosco por deixarmos nossa linda casa, nossos amigos e tudo que nos era familiar. Ele não conseguia compreender por que estávamos fazendo aquilo. Finalmente lhe contei tudo. Contei-lhe sobre meu elevado risco genético de Alzheimer, como eu já exibia os sintomas, meu medo de estar morrendo. Meu filho, um homem feito, forte e independente, com mais de um metro e oitenta de altura, rompeu em lágrimas. Nós nos abraçamos e soluçamos. Ele disse: "Mãe, não quero que você morra".

A partir desse momento, eu sabia que tinha de lutar. Tinha de estar presente para meu filho. Queria conhecer sua futura esposa e seus filhos. Essa era a motivação de que eu precisava. *Decidi viver*.

PERDIDA NUM LABIRINTO MÉDICO

Antes que pudesse planejar os passos que acabariam me conduzindo à recuperação, eu queria analisar os inúmeros sintomas médicos estranhos e aparentemente sem relação que manifestara até aquele momento. Vendo em retrospecto, hoje percebo que muitos deles contribuíram de maneira direta ou resultaram das causas subjacentes de meu declínio cognitivo.

Minha hipoglicemia (baixo açúcar no sangue), que me acometera de forma intermitente ao longo da minha vida adulta, piorou dramaticamente nos anos que precederam o momento do meu acerto de contas. Quase desfaleci em duas ocasiões. Era obrigada a comer com uma frequência cada vez maior só para me manter estável. Em retrospecto, certamente era resistente à insulina. Aquelas quedas de açúcar no sangue eram quase sempre precedidas de fortes oscilações. Pela primeira vez na vida, meu peso furtivamente aumentou nove quilos em relação ao normal, sobretudo na barriga, enquanto minha pressão também se elevou a uma média de 140/90.

Durante esse período, comecei também a sofrer debilitantes suores noturnos e sintomas extremos de alergia que levaram até a um choque anafilático, uma reação alérgica que traz risco de morte. Desenvolvi comichões na pele, exantemas, rubor, ataques de espirros, constrição da garganta e do peito que me deixavam sufocada, acompanhados de taquicardia (batimento cardíaco rápido); tudo revertido com minha EpiPen, a caneta de adrenalina. Meu alergologista pediu uma batelada de exames que não revelaram *nada*, eu não era alérgica a coisa alguma. Ele suspeitou de uma síndrome de ativação mastocitária (SAM, uma disfunção do sistema imune), mais tarde confirmada no Brigham and Women's Hospital, e me submeteu a doses cavalares de anti-histamínicos. Embora o tratamento provavelmente tenha salvado minha vida, em retrospecto percebo que os anti-histamínicos, devido a suas propriedades anticolinérgicas, que bloqueiam a ação da acetilcolina necessária para o aprendizado e a memória, estavam correlacionadas ao desenvolvimento da demência.

Eu também viera sentindo piora nos meus problemas circulatórios. Começou logo depois dos trinta anos, pouco antes de meu filho nascer — minhas mãos e pés viviam gelados e se cobriam de pequenas feridas. Fui diagnosticada com síndrome de Raynaud e comecei a tomar medicação de pressão alta para dilatar meus vasos sanguíneos e melhorar a circulação. Isso inicialmente aliviou os sintomas, mas minha pressão caiu tanto que me sentia cansada demais para ser funcional. Acabei passando a uma pequena dose diária de aspirina, mas os sintomas do Raynaud continuaram a ir e vir, levando a episódios de extremidades cianóticas (dedos dos pés e das mãos azulados) que exigiram inúmeras hospitalizações.

Na raiz desse quadro estavam meus problemas gastrintestinais e de bexiga. Os sintomas gastrintestinais apareceram pela primeira vez após meus vinte anos. Quase sempre que fazia uma refeição, eu sentia fortes dores no baixo-ventre e tinha diarreia. Certa vez, perto dos trinta anos, comecei a sentir um tipo de dor diferente, dessa vez no abdômen superior, uma dor tão forte que fiquei incapaz de comer ou até tomar água. Disseram que minhas enzimas hepáticas estavam extremamente elevadas, mas o exame de hepatite deu negativo. Fiquei internada durante semanas recebendo soro e morfina por via intravenosa para a dor sem sequer receber um diagnóstico definitivo.

Após os quarenta anos, a dor no abdômen superior se tornou violentamente recorrente. Os médicos concluíram que minha vesícula biliar estava envolta por camadas de tecido fibroso, indicando que provavelmente se rompera décadas antes. Porém, em vez de encontrar alívio, fiquei *pior* após a cirurgia. Perdi completamente a motilidade gastrintestinal, e minha pressão arterial despencou. Fiquei incapaz de comer e até de conseguir permanecer de pé. Terminei voltando ao hospital e por fim fui socorrida com medicação para elevar a pressão sanguínea, e fui instruída a usar megadoses de MiraLAX, polietilenoglicol, como laxante, o qual descobri ser bastante tóxico.

Por volta dos 25 anos, tive minha primeira infecção na bexiga. Foi extraordinariamente grave e teimava em não sarar. Acabei tomando antibióticos *por anos*, a despeito da cultura de bactérias da minha bexiga não apresentar nada, porque a cistoscopia revelava uma bexiga tão inflamada que meu urologista afirmou achá-la parecida com um "veludo vermelho" e comentou que nunca vira nada como aquilo. Apesar desse tratamento, continuei a sentir forte dor na bexiga e uma sensação de urgência para urinar que durou anos.

Para agravar esses inúmeros problemas crônicos de saúde havia o trauma resultante de uma colisão de veículo pouco após completar trinta anos. Fiquei brevemente inconsciente após um impacto na cabeça e sofri uma lesão cervical com o efeito chicote, que me deixou com dores constantes por mais de uma década. Meu neurologista receitou amitriptilina, um antidepressivo, para ajudar com a dor crônica. *Mais uma* medicação anticolinérgica contraindicada para pessoas com risco elevado de Alzheimer.

Perto de completar cinquenta anos, fui diagnosticada com uma grande fibrose uterina sintomática. Optei pela embolização de miomas uterinos, em que o radiologista injeta partículas nas artérias que conduzem aó tumor fibroso, fazendo-o encolher com o tempo. Minha fibrose de fato acabou por encolher, mas o fornecimento de sangue para meus ovários ficou prejudicado, levando a um início abrupto da menopausa, que também pode contribuir para o declínio cognitivo. Onze anos mais tarde, ainda precisei fazer uma histerectomia e uma reconstrução pélvica como resultado de uma doença do tecido conjuntivo, evidenciada pela primeira vez em um tratamento de hérnia quando eu tinha cinco anos.

Em retrospecto, para meu horror, sem nunca imaginar que tivesse uma fragilidade genética, eu inadvertidamente me sujeitara a inúmeras anestesias gerais e tomara muitos medicamentos (uma quantidade maciça de antibióticos e anticolinérgicos e quantidades tóxicas de polietilenoglicol) que no curto prazo ajudaram meus sintomas, mas tinham o potencial de prejudicar minha cognição.

A despeito disso tudo, continuei a exibir uma fachada corajosa para o mundo. Nunca me identifiquei como alguém "doente". Pouquíssimas pessoas faziam ideia dos meus problemas de saúde. Assim que soube de meu elevado risco genético de Alzheimer, enquanto toda a minha família dormia, eu pesquisava na internet de madrugada, tentando descobrir se meus sintomas podiam estar relacionados com a doença. Nada na literatura médica convencional que eu encontrava fazia tal ligação. O Alzheimer era sempre descrito como uma doença que afeta apenas o cérebro, como se o cérebro fosse desconectado do corpo. Isso não fazia sentido para mim.

Felizmente, o 23andMe tinha fóruns onde as pessoas podiam se reunir para discutir o que haviam aprendido com seus resultados genéticos. Quando finalmente descobri o fórum do Alzheimer, encontrei minha tábua de salvação, minha família postiça. Pessoas do mundo todo que também descobriam sobre seu elevado risco genético e tentavam digerir a informação. *Já não me sentia sozinha.*

Não só meu recém-encontrado grupo do ApoE4 ofereceu um apoio emocional vital, como também mergulhamos profundamente na ciência. Queríamos aprender tudo que pudéssemos sobre nosso risco genético alto, na tentativa de encontrar estratégias capazes de prevenir, mitigar ou adiar o início do Alzheimer. Li com voracidade cada novo artigo ou estudo científico publicado que consegui encontrar, muitas vezes com um dicionário médico do lado, tentando compreender o que lia. Com o tempo, nosso grupo reuniu uma coleção impressionante de informações ligadas ao ApoE4. Em 2013, trabalhei com uma pequena equipe para transferir as discussões para nosso site próprio, chamado ApoE4.Info, onde podíamos organizar e catalogar melhor nosso trabalho. Pouco depois disso, nosso projeto assumiu o status de organização sem fins lucrativos, onde continuamos a interagir com pesquisadores do mundo todo e criamos uma comunidade on-line, uma página do Facebook e uma wiki, em que oferecemos apoio e informações para portadores de ApoE4 ao mesmo tempo em que buscamos respostas para mitigar seus efeitos patológicos.

É importante lembrar que em 2012 a comunidade médica carecia de um consenso sobre quais estratégias, se é que havia alguma, os portadores de ApoE4 deviam adotar para se proteger, com uma exceção: uma dieta muito baixa em gordura era enfaticamente recomendada contra cardiopatia e, por tabela, Alzheimer. Na época, a teoria científica ortodoxa para o Alzheimer era a hipótese do amiloide, que propunha que a doença era causada por um acúmulo de proteína malformada no cérebro. Os pesquisadores na época muitas vezes associavam o colesterol alto a uma carga maior tanto de doença cardiovascular como de placas beta-amiloides encontradas no cérebro de vítimas do Alzheimer. Entretanto, outra hipótese sugeria que o Alzheimer era na realidade "diabetes tipo 3", porque pacientes com pré-diabetes e diabetes pareciam correr risco mais elevado da doença.

Os membros da nossa comunidade estavam igualmente divididos, e com igual fervor. Os que se inclinavam para a hipótese do amiloide tendiam a fazer uma dieta baixa em gorduras e elevada em carboidratos, ao passo que os que se inclinavam pela hipótese alternativa faziam uma dieta elevada em gordura e baixa em carboidrato. Ninguém tinha ideia de qual teoria prevaleceria. Éramos literalmente canários em uma mina de carvão, apostando nossas vidas.

Quis obter a ajuda de um neurologista e procurei o médico mais estimado na minha região. Contei-lhe sobre meu risco genético elevado e os sintomas que tivera. Perguntei o que podia fazer para impedir que piorassem ou, melhor ainda, revertê-los. Sua resposta: "Boa sorte com isso". Não propôs nenhum teste cognitivo, exame de imagem, nada. Desconsiderou as possíveis estratégias de estilo de vida e dieta que levei para lhe mostrar. Fiquei arrasada. Mais tarde, soube que muitos membros de nossa comunidade ApoE4.Info haviam passado por experiências similares. Um deles relatou que seu neurologista na verdade disse: "Vá pra casa e aguarde".

ENCONTRANDO O CAMINHO DE VOLTA

Mais ou menos nessa época, encontrei na internet uma palestra dada pelo dr. David Perlmutter. Ele imediatamente conquistou minha atenção com o título "O Alzheimer PODE ser prevenido". Escutei a palestra muitas vezes. Tomei notas com avidez, sobretudo em suas recomendações de suplementos. Ele era um neurologista com consultório em Naples, Flórida. Decidi marcar uma consulta, mas a data mais próxima estava a vários meses de distância.

Nesse meio-tempo, minha própria jornada pela cura estava bem encaminhada. À medida que aprendia sobre estratégias potencialmente úteis com minha tribo ApoE4, comecei a aplicá-las. Iniciei pelos exercícios e os encarei de forma diferente. Em vez de mergulhar de cabeça numa rotina pesada de malhação, passei a ver o exercício como "um tempo para mim", minha oportunidade diária de uma hora (ou mais) de me cuidar. Caminhava ao ar livre todos os dias. Às vezes escutava música meditativa, às vezes música que simplesmente me deixava feliz. Rolling Stones e Neil Young embalavam minha caminhada ao longo da Lake Shore Drive, hipnotizada pela beleza e pelo poder do lago Michigan. Ocasionalmente visitava meu bairro de infância, a cerca de onze quilômetros. Eu voltara a minha terra natal para morrer, e em vez disso encontrava força nas minhas raízes.

Mudei a dieta, começando por cortar todo o açúcar. Reduzi alimentos processados e refinados. Quando descobri sobre ômega-3s e ômega-6s, procurei equilibrá-los, aumentando o ômega-3s. Comecei a acrescentar alimentos fermentados ao meu cardápio. Decidi experimentar alguns suplementos dirigidos. O primeiro foi a curcumina, um extrato da cúrcuma. Apenas na terceira tentativa encontrei uma marca que não causasse mastocitose, chamada Terry Naturally CuraMed. Em um ou dois dias, comecei a sentir meu ânimo e meu humor melhorarem. A dor difusa por todo o corpo que estivera presente por anos diminuiu muito. Eu tinha mais energia. Comecei a adicionar outros suplementos. Sobre alguns como acetil-L-carnitina, ácido alfa-lipoico e N-acetilcisteína, aprendi na palestra do dr. Perlmutter. Outros que ele recomendava, como óleo de peixe e vitamina D, eu já descobrira com os artigos que havia lido.

Compreendendo que meu genótipo de alto risco tem dificuldade em eliminar metais pesados e toxinas, utilizo filtro solar e desodorante sem alumínio e encontrei alternativas para muitos produtos de higiene pessoal e cosméticos que continham substâncias químicas tóxicas. Parei de usar esmalte de unha e comecei a passar óleo de coco nas cutículas e unhas das mãos e dos pés. Parei de enxaguar a boca com antisséptico bucal quando me dei conta de que junto com as bactérias nocivas o produto também destruía as bactérias boas. E, pela primeira vez, comecei a meditar. Encontrei uma incrível liberdade em voltar minha mente para dentro, levando a uma sensação de calma que se estendia além das minhas sessões de meditação.

Quando chegou a hora de ver o dr. Perlmutter na Flórida, já estava bem melhor. Meu marido me acompanhou na tão aguardada consulta. Foi uma experiência completamente oposta à que tive com meu neurologista local. O dr. Perlmutter fez testes cognitivos e exames de sangue e avaliou uma ressonância magnética antiga que levei comigo. Ele me encorajou veementemente a adotar uma dieta paleolítica, livre de cereais e com poucos carboidratos, consistindo de alimentos limpos, integrais. Também recomendou alguns suplementos adicionais baseado nos meus exames de sangue. Eu sabia que a dieta paleolítica era rica em gordura, o que na época me deixou preocupada. Pela experimentação, nossa comunidade ApoE4 estava descobrindo que tínhamos uma reação hiperexagerada à gordura, especialmente gordura saturada. Levou algum tempo até eu me sentir inteiramente pronta para integrar esse aspecto de sua recomendação à minha abordagem.

Não obstante, tanto meu marido como eu ficamos inspirados a mudar radicalmente de dieta após o encontro com o dr. Perlmutter. Quando voltamos para casa, começamos a limpar nossa bem abastecida cozinha sem dó nem piedade. Quase nada restou no fim a não ser um punhado de temperos (provavelmente vencidos) e alguns legumes. Eu precisava entender rapidamente aquele novo modo de nos alimentar ou passaríamos fome. Aprender a comprar alimentos "limpos" em minha pequena cidade foi um desafio. Fiquei espantada com a disponibilidade limitada de produtos orgânicos nos armazéns locais. Por serem mais caros, era frequente permanecerem nas prateleiras até murcharem, deixando-me com pouquíssimas opções. Não demorei a descobrir em que dia eram entregues em cada loja e desse modo eu saía para comprar verduras, vegetais crucíferos de várias cores e ervas frescas, tudo orgânico, no comércio local.

Tive dificuldade de encontrar proteína animal limpa. Tudo que aprendia sugeria que a proteína animal de CAFOs (operações de alimentação animal concentrada) estava longe do ideal e podia ser até prejudicial. Em função apenas do lucro, os animais são mantidos em CAFOs, espaços abarrotados onde vivem sob condições estressantes, levando-os a adoecer e precisar de antibióticos. A maioria das operações comerciais na verdade ministra antibióticos de forma profilática para impedir infecções. Esses animais recebem dietas antinaturais à base de cereais, com hormônios de crescimento, estimulando a maturação rápida e o ganho de peso. Descobri que os efeitos dos antibióticos e hormônios de crescimento são repassados a nós, assim como os efeitos inflamatórios dos cereais ingeridos pelos animais. Encontrar alimentos de origem marinha cem por cento extraídos da natureza e carne bovina e aviária de criação livre não era fácil na minha pequena cidade, mas acabei conhecendo cidadãos rebeldes de mentalidade afim em busca do mesmo tipo de alimentação que nós. Conforme descobríamos as várias cooperativas, feiras livres e pontos de venda direto da fazenda ao consumidor, meu marido e eu púnhamos os coolers no carro e saíamos para comprar produtos orgânicos locais da estação, ovos frescos de galinhas criadas ao ar livre e carne de gado cem por cento alimentado em pasto. Descobrimos que o Sam's Club (que fica a cerca de duas horas de viagem) tinha regularmente frutos do mar e pescados cem por cento naturais e conservados por congelamento rápido.

Eu continuava a enfrentar ocasionais crises de hipoglicemia. Concluí que, se meu corpo sofria um déficit de combustível, havia uma elevada probabilidade de que meu cérebro também sofresse. Eu havia lido recentemente sobre o trabalho experimental usando cetonas para superar esse déficit. Decidi fazer a experiência. Usando tiras para rastrear a cetona urinária, que vieram a calhar, passei a trabalhar ativamente para atingir a cetose. Comecei aumentando meu jejum diário um pouco mais a cada dia, exercitando-me por períodos mais longos e aumentando minha gordura dietética. Todas essas estratégias finalmente conferiram às tiras urinárias um adorável tom de rosa, indicando que eu entrara em cetose. Com o tempo, isso resolveu por completo minha hipoglicemia, e minha cognição melhorou dramaticamente.

Com a aplicação de todas essas estratégias, meus complexos problemas médicos crônicos começaram a sumir. Parei de esquecer pessoas de quem deveria lembrar. Recuperei a confiança para dirigir. Voltei a ler. Na verdade, não lia mais romances, como costumava fazer, e passei a me interessar por artigos médicos em periódicos científicos. Queria ardentemente aprender tudo que pudesse sobre meu gene ApoE4: como causava doenças e o que eu podia fazer para intervir.

Foi nesse ponto, em setembro de 2014, que um membro de nossa comunidade ApoE4.Info postou um link para o artigo do dr. Bredesen, "Reversão do declínio cognitivo: um programa terapêutico inédito". Esse artigo incrível descrevia a melhora em nove de dez pessoas nos estudos de caso individuais e detalhava a teoria científica por trás desse sucesso, apresentando os programas específicos que esses pacientes haviam usado para *reverter* o declínio cognitivo. Eu sabia muito bem que nenhum outro pesquisador de Alzheimer jamais fizera uma declaração tão ousada. Meu coração começou a bater mais rápido conforme lia os estudos de caso. *Aquelas pessoas estavam usando estratégias muito similares às que eu viera empregando nos últimos meses para remediar meu próprio declínio cognitivo.* Lágrimas de alegria correram por meu rosto.

Decidi entrar em contato com o dr. Bredesen por email. Queria compartilhar minha história com ele, fazê-lo saber que sua abordagem também me ajudara. Fiquei admirada quando me escreveu de volta e o contatei pelo telefone. Conversamos nesse mesmo dia. Ele fez um monte de perguntas e eu podia escutá-lo tomando notas. Contei-lhe sobre nossa comunidade de portadores do ApoE4, muitos usando uma abordagem similar para prevenir e remediar os sintomas do declínio cognitivo. Ele ficou encantado em saber da comunidade e do nosso trabalho. Fiquei deliciada com sua bondade e sua curiosidade.

O dr. Bredesen se ofereceu para examinar meus biomarcadores e fez algumas sugestões. Propôs que eu experimentasse suplementos herbais como ashwagandha (também conhecida como ginseng indiano) para ajudar a lidar com o estresse e melhorar o sono. Propôs também que eu tentasse elevar meu nível de estrogênio com hormônios bioidênticos, já que meus hormônios estavam muito baixos na época. As duas mudanças tiveram efeitos positivos.

Vários meses depois, em maio de 2015, os membros da comunidade ApoE4. Info realizaram nosso primeiro encontro em San Francisco. O evento principiou com uma visita ao Instituto Buck de Pesquisa sobre o Envelhecimento, que o dr. Bredesen ajudara a fundar. A despeito do fato de que nunca havíamos encontrado os outros membros pessoalmente antes, foi como uma reunião familiar. Fizemos um tour guiado pelo prédio magnífico do instituto, projetado por I. M. Pei. Minha parte favorita da visita foi conhecer o laboratório do dr. Bredesen; ver seus tubos de ensaio, placas de Petri e camundongos transgênicos me ajudou a perceber de vez como sua teoria nascera após décadas de intensa pesquisa laboratorial.

Fomos conduzidos ao Drexler Auditorium, onde havia um enorme público reunido para escutar o dr. Bredesen. Ele me pedira para falar primeiro e descrever minha jornada. Senti fraqueza nos joelhos; nunca falara em público antes. Senti como se todo mundo estivesse prendendo a respiração quando comecei a contar minha história. Pude perceber o efeito que minhas palavras tinham sobre aquelas pessoas. Alguns abraçavam o ente querido sentado a seu lado. Percebi que não era a única que passara por aquilo. Encerrei com as palavras: "Tenho a honra de apresentar o homem que oferece *esperança*, o dr. Dale Bredesen. Foi isso que ele fez por mim e por uma quantidade incontável de gente em um ambiente que não tinha nada a oferecer além de desespero".

Após esse encontro, o dr. Bredesen muitas vezes ligava para contar as novas descobertas de sua pesquisa e seu laboratório. Ao contrário de outro pesquisador de Alzheimer com quem me comuniquei, ele também queria saber no que estávamos trabalhando. Contei sobre minha empolgação com as novas melhoras cognitivas. Eu estava realizando uma experiência, utilizando minha própria versão de uma abordagem cetogênica leve. Pude perceber seu ceticismo. A dieta paleolítica, recomendada pelo dr. Perlmutter e bombando nessa época, é rica em proteína animal e gordura saturada, basicamente o oposto da abordagem fortemente baseada em plantas do dr. Bredesen. Eu fundira as duas de uma maneira que se revelou útil para mim e para outros em minha comunidade. Substituí bacon, manteiga e óleo de coco — rico na gordura saturada que exercia um efeito negativo em meu perfil lipídico — por peixe gordo, azeite extravirgem, abacate, frutos oleaginosos e sementes, uma dieta rica em gorduras monoinsaturadas e poli-insaturadas. Combinando essa versão modificada da dieta com uma rotina diária com jejum mais longo e exercícios, eu e outros membros de nossa comunidade criávamos endogenamente um nível moderado de cetose que fornecia um incremento cognitivo perceptível e uma energia constante, ao mesmo tempo resultando em biomarcadores glicêmicos e lipídicos excelentes. Continuei a mencionar o fato toda vez que conversávamos. O dr. Bredesen encerrou uma memorável ligação dizendo "Ei, acho que talvez você esteja chegando a algum lugar". *Eu sabia que estava.*

O dr. Bredesen teve a gentileza de me procurar antes da publicação de dois importantes artigos para comunicar o que descobrira. O primeiro, publicado em setembro de 2015, descrevia três subtipos distintos de Alzheimer (hoje reconhecidos como seis subtipos). Muitos meses mais tarde, o dr. Bredesen me contatou para contar sobre uma nova descoberta. Toxinas de mofo, surpreendentemente, se revelaram um fator frequente para piorar a doença de Alzheimer, por gerarem uma síndrome da resposta inflamatória crônica (CIRS). A CIRS é uma enfermidade em que certos pacientes expostos a toxinas, com frequência biotoxinas como de mofo ou mordida de carrapato, ficam cronicamente doentes. Os muitos e variados sintomas soavam muito parecidos com a síndrome de ativação mastocitária, que acometera a mim e uma quantidade surpreendente de gente em minha comunidade de ApoE4.

Nesse ponto eu começara a perceber uma estagnação no processo de cura. Viajar era difícil para mim. Se era desviada um pouco da minha dieta ou perdia horas de sono, sentia as consequências de imediato. Comecei a ter significativa dificuldade em manter a temperatura corporal, tremendo incontrolavelmente até no clima quente. Não lidava bem com situações estressantes. E, o mais assustador, senti minha cognição regredir. O dr. Bredesen insistiu que eu examinasse a presença de CIRS. Ocasionalmente eu o via em várias conferências e encontros. Certa vez, quando nos cruzamos na escada, ele quis saber: "Como está seu TGF-beta-1? E o C4a? Sabe do seu MSH?". Fiquei um pouco incomodada. Não fazia ideia do que ele estava falando.

Devido à insistência contínua do dr. Bredesen, contudo, finalmente decidi fazer alguns exames. Claro que ele acertara na mosca. Todos os meus exames de CIRS anteriores estavam horrivelmente fora dos valores de referência. Um dos exames que ele me encorajara a fazer era o haplótipo HLA DR/DQ, uma espécie de assinatura genética que revela suscetibilidade a uma biotoxina específica. Meus resultados indicaram que eu era suscetível a uma infecção crônica da doença de Lyme. *Doença de Lyme?* Lembrei que sofrera com picadas de carrapato a vida toda. Minha infância com meus três irmãos fora totalmente ao ar livre. Brincávamos no chão, construíamos fortes na floresta e corríamos entre o capim nas dunas da praia. Mas depois de fazer quarenta anos sofri uma picada diferente de carrapato. Quando descobri, notei a denunciadora vermelhidão em forma de alvo ao redor da picada. Meu médico receitou o ciclo de antibióticos por uma semana, aparentemente resolvendo o problema, mas talvez a dose não tivesse sido forte ou prolongada o bastante.

O dr. Bredesen me ajudou a marcar uma consulta com o dr. Sunjya Schweig no Centro de Medicina Funcional da Califórnia. Todos os meus exames deram negativo para doença de Lyme, mas foram fortemente positivos (elevada concentração de anticorpos) para uma coinfecção da doença de Lyme chamada *Babesia duncani*. À medida que eu aprendia mais sobre minha forma de babesiose, percebi que a doença provavelmente fora responsável por inúmeros dos meus atuais problemas de saúde e talvez tenha sido até a causa primária de meu declínio cognitivo. *Babesia duncani* é uma infecção das hemácias, parecida com a malária. Às vezes as células ficam inchadas e têm dificuldade de passar pelos vasos capilares, o que devia ter contribuído para meus dedos cianóticos. Dispneia, temperatura desregulada e até taquicardia são sintomas comuns. Outro sintoma comum é o declínio cognitivo. De muitas formas, eu era um caso clássico de babesiose, *mas nenhum dos meus médicos sequer chegara a considerar esse hipótese.*

O dr. Schweig pôde pular diversas de suas recomendações iniciais típicas para a cura — dieta, exercícios, otimização do sono, manejo do estresse etc. — porque eu já começara a aplicá-las. Ele me pôs num regime antimicrobiano, uma infusão de ervas contra a babesiose duas vezes ao dia, e recomendou uma terapia de reposição de imunoglobina intravenosa (IVIG) para fortalecer meu sistema imune de modo a tratar a da minha hipogamaglobulinemia (IgG baixa). Sua teoria era de que o sistema imune ficara tão assoberbado pela babesiose que sofreu uma espécie de esgotamento. Foi assustador fazer a terapia de IVIG pela primeira vez em meu centro oncológico local, já que o choque anafilático (do qual já havia sofrido) é um possível efeito colateral. Recebi uma infusão por via intravenosa durante quase quatro horas. Mas na manhã seguinte me senti bem, talvez até *melhor do que bem.* Saí para minha caminhada de uma hora e, pela primeira vez em longo tempo, tive de correr. Tinha tanta energia que não conseguia apenas andar. Esse benefício extremo durou vários dias após a infusão e me pareceu um sinal de que o tratamento estava exercendo um efeito positivo.

MEU PROTOCOLO DIÁRIO

O leitor deve ter em mente que utilizo essa abordagem há oito anos, antes que virasse "moda", e minhas estratégias evoluíram com o tempo. O que faço hoje não tem nada a ver com o que fazia no começo. Dei passos hesitantes até chegar ao ponto em que estou hoje. Além disso, haja vista meu histórico e meu risco genético muito elevado, eu me esforço ao máximo. Sou um pouco nerd e adoro ciência, experimentando novas estratégias que ajustem regularmente meu protocolo. Além do mais, é importante compreender que todo protocolo é único, baseado em riscos e fatores de contribuição específicos para cada pessoa. O mais importante é identificar o que possa estar causando qualquer potencial patologia e priorizar a partir disso.

- Acordo entre cinco e seis da manhã, sem despertador, após sete ou oito horas de sono. Acomodei-me a um ritmo circadiano muito ancestral, em que vou para a cama com o pôr do sol e levanto com o raiar do dia. Adoro as manhãs e acordo cheia de energia e determinação para um novo dia.
- Assim que acordo, medito por quinze minutos. Essa prática oferece uma atenção plena que me ajuda a fazer escolhas cuidadosas durante o dia.
- De manhã me limito a uma xícara ou duas de café orgânico livre de mofo (alguns grãos de café podem apresentar mofos e as micotoxinas produzidas por eles), sem creme nem açúcar, com uma quantidade muito pequena de adoçante stevia. Tomo todo o cuidado de restringir qualquer bebida cafeinada ao começo da manhã, normalmente antes das nove. Se cedo à tentação de uma xícara de café no começo da tarde, para dar uma acordada, meu sono é definitivamente afetado.
- Para proteger meu esmalte dentário da acidez do café, assim que termino de tomá-lo enxáguo a boca (expelindo a água entre os dentes) antes de escovar os dentes com uma pasta sem flúor.
- Também uso filtro solar e desodorante sem alumínio. Sempre consulto o banco de dados Skin Deep do Environmental Working Group para descobrir os artigos de higiene pessoal e cosméticos mais seguros.
- Depois saio de casa quase todos os dias, independentemente do tempo, e caminho ou corro por mais de cinco quilômetros. Essa é minha parte predileta do dia. Para mim, passar momentos na natureza é muito renovador. Adoro observar as estações e a vida selvagem e me expor ao clima. Ainda moro perto do lago Michigan, onde o clima é extremo, de vendavais que dificultam a caminhada a temperaturas bem abaixo de zero. Esse é meu modo de praticar a hormese — a teoria de que a exposição regular à adversidade fortalece o corpo.

- Gosto de combinar estratégias e às vezes escuto *podcasts* educativos ou faço aulas on-line enquanto me exercito. Também escuto minhas músicas favoritas para me energizar ou música meditativa se preciso resolver algum problema. E adoro deixar minha mente divagar escutando os sons da natureza.
- Ao chegar em casa, tomo uma ducha com sabonete de castela atóxico se estiver suada. Várias vezes por semana utilizo minha sauna portátil de baixa EMF (radiação eletromagnética) antes de entrar no chuveiro para uma desintoxicação adicional e para criar proteínas de choque, que consertam as proteínas danificadas em meu corpo e ajudam a reparar os danos oxidativos de antes do banho.
- Em seguida, preparo um copo grande de matcha à temperatura ambiente (rico em epigalocatequina galato, que é neuroprotetora) com água sílica (que ajuda a quelar o alumínio), ponho todos os meus suplementos matinais, que considero energéticos, em uma vasilha de porcelana e vou para meu escritório dar início a mais um dia de trabalho. É menos difícil engolir os suplementos quando faço isso aos poucos, às vezes durante mais de uma hora, conforme trabalho. Se sinto dificuldade em engolir um deles, às vezes caminho despreocupadamente pela casa ou pedalo devagar em minha ergométrica à medida que os vou ingerindo. O simples movimento, mesmo vagaroso, ajuda a engolir mais facilmente e a digerir os suplementos. Veja minha lista completa abaixo:
  - DHA, 1000 mg
  - óleo de fígado de bacalhau, meia colher de chá
  - suplemento de plasmalogênio
  - curcumina (BCM-95), 750 mg
  - vitamina E (tocotrienóis misturados, 145 mg, e tocoferóis, 360 mg)
  - vitamina D3, 6000 IU
  - vitamina K1 e K2 (Life Extension, Super K), 1 cápsula
  - metilcobalamina, 1 mg
  - ácido fólico (Metafolin), 800 mcg
  - pirroloquinolina quinona, 20 mg
  - piridoxal-5-fosfato, 20 mg
  - N-acetilcisteína, 600 mg
  - ácido alfa-lipoico, 225 mg

- > acetil-L-carnitina, 525 mg
- > ubiquinol, 200 mg
- > lecitina (fosfatidilcolina), 333 mg
- > Kinoko Platinum AHCC, 750 mg
- > Resveratrol Longevinex, 335 mg
- > ribosídeo de nicotinamida, 100 mg
- > MegaSporeBiotic, 1 cápsula
- > Bitters nº 9 da Dr. Shade's, duas borrifadas após a refeição se me sinto estufada

- Durante o trabalho, de hora em hora, caminho de dez a quinze minutos. Como trabalho em home office, é uma ótima oportunidade para fazer tarefas domésticas, que aprendi a enxergar como "oportunidades de exercício".

- Alterno jejuns de dezesseis e vinte horas, normalmente fazendo uma refeição por dia, às vezes duas. Percebo que parece um exagero para muita gente. Tenha em mente que levei um longo tempo para chegar a esse ponto. Quando iniciei o protocolo, tinha resistência à insulina e não era incomum acordar com hipoglicemia no meio da noite e precisar beliscar alguma coisa. Avancei por lentas etapas para curar meu metabolismo, permitindo ao meu corpo entrar em cetose, assim hoje consigo jejuar facilmente por um longo período.

- Minhas cetonas em geral atingem seu ponto máximo do dia (normalmente entre 1 e 2 mM) pouco antes de eu interromper meu jejum. Às vezes checo as cetonas, mas raramente verifico minha glicose nesse ponto de minha recuperação. Meu Hba1c tem permanecido constante entre 4,7 e 4,8 por anos, e embora as regulares verificações de glicose e cetona, bem como um diário alimentar na ferramenta on-line chamada Cronometer (cronometer.com) tenham sido muito úteis no começo, não preciso mais desse nível detalhado de acompanhamento.

- Antes de interromper o jejum, tomo um copo de água com limão e/ou gengibre para desintoxicar e duas cápsulas de glucosamina e condroitina para me ajudar com a sensibilidade à lectina. (Lectinas, como o glúten, são proteínas vegetais aglutinantes que podem causar inflamação em pessoas com sensibilidade.) Mesmo fazendo uma dieta em geral livre de cereais e baixa em lectina, utilizo a glucosamina e a condroitina para me ajudar a bloquear os efeitos de lectinas remanescentes dos vegetais em minha dieta.

- Se faço duas refeições, o que acontece quando percebo a tendência de perder peso, faço a primeira após o meio-dia e normalmente incluo dois ovos de criação livre em um prato cheio de vegetais orgânicos e sem amido, composto de verduras, vegetais crucíferos e vegetais coloridos (crus e cozidos), incluindo fibras prebióticas como jícama, cogumelos ou cebolinha junto de uma pequena quantidade de amido resistente, como pedaços de batata-doce cozidos e frios com algumas colheres de sopa de vegetais fermentados. Tempero meu prato com pródigas quantidades de azeite de oliva extravirgem rico em polifenóis, ervas frescas e especiarias, além de sal do Himalaia e algas secas, para garantir o iodo.
- Depois de cada refeição, passo fio dental cuidadosamente e escovo os dentes com delicadeza usando uma pasta não fluorada. Por haver uma forte ligação entre a saúde bucal e cerebral, também vou ao dentista para fazer uma limpeza três vezes por ano, não duas como é o costume, ainda que não tenha nenhuma doença periodontal nem outro problema do tipo.
- Algumas vezes por semana, tomo uma xícara de caldo de mocotó (de gado criado em pasto) junto com a refeição, por seus benefícios intestinais.
- Entre cinco e sete dias por semana, empreendo um programa de fortalecimento de trinta minutos chamado KAATSU. Trata-se de uma prática terapêutica japonesa que restringe levemente o fluxo sanguíneo para os braços e as pernas e leva os músculos a "pensar" que estão malhando muito mais pesado do que de fato estão. O benefício é duplo. Um, estou aumentando minha força muscular sem romper fibras musculares. É um imenso benefício para qualquer um, mas especialmente para pessoas na meia-idade e mais velhas. Dois, gerando esse estado de hipóxia nos músculos, regulo para mais muitos hormônios do crescimento curativos, como BDNF e plasmalógenos, o que também traz benefícios neuroprotetores.
- Após os exercícios ou a sauna, ao longo do dia mantenho-me cuidadosamente hidratada. Tomo água filtrada ou San Pellegrino à temperatura ambiente como um meio refrescante de repor os minerais. Como já mencionei, também uso sal marinho para evitar a gripe cetogênica (sintomas parecidos aos da gripe que às vezes aparecem com a cetose,

geralmente devido à perda de líquido) e mantenho o equilíbrio hídrico. Permanecer bem hidratada promove a desintoxicação ideal.

- Em geral faço uma pausa no trabalho no meio da tarde e me desafio a uma sessão de treinamento cerebral de vinte minutos usando o BrainHQ ou outro site de treinamento cerebral. No momento tenho experimentado o Elevate e gosto de como os exercícios se traduzem em melhoras tangíveis no desempenho de minha vida cotidiana.
- Depois, gosto de meditar por mais quinze minutos. Nem sempre sou fiel a essa segunda sessão, mas me sinto bem melhor quando encontro um momento para ela. A prática regular traz tremendos benefícios para o humor, a energia e o sono.
- Faço a segunda refeição entre as quatro e as cinco da tarde ou um pouco mais cedo, das duas às três, quando é apenas uma refeição. Se meu marido estiver em casa, transformamos essa refeição principal em um momento de celebração. Normalmente estamos longe, cada um com sua programação, e o alimento representa uma oportunidade não só de nutrição como também de nos reconectarmos. Costumamos planejar nosso cardápio durante o café da manhã e depois cozinhar juntos. Uma refeição típica pode incluir pescados naturais, como salmão *sockeye* do Alasca, com uma grande salada consistindo de uma variedade de vegetais orgânicos coloridos (cozidos e crus), sem amido, ricos em fibras, temperados à vontade com azeite extravirgem rico em polifenóis, ervas e especiarias, sal grosso do Himalaia e algas secas, pelo iodo. Se essa é nossa única refeição do dia, normalmente alternamos entre ovos de criação livre ou alga marinha natural e baixa em mercúrio, pela proteína. Sempre incluímos um pouco de amido resistente, fibras prebióticas e vegetais fermentados em nosso prato.
- Abstenho-me de beliscar entre as refeições, mas se estou fazendo apenas uma refeição (atento-me à janela de quatro horas para comer), belisco livremente conforme cozinho e belisco até cerca de uma hora depois. Isso me ajuda a manter o peso sem ingerir comida demais em uma única sentada.
- Como um raro agrado, às vezes tomo uma taça (entre 60 e 90 ml) de vinho tinto orgânico de baixo teor alcoólico e livre de açúcar após minha refeição principal.

- Ocasionalmente como uma sobremesa durante minha janela de alimentação. Uma das minhas sobremesas favoritas são nozes, lascas de amêndoa, coco ralado e frutas silvestres, tudo orgânico, regados com leite de amêndoas ou de cabra sem açúcar. Outro agrado pode ser um chocolate amargo (sem cádmio e chumbo) cuidadosamente escolhido, com 86% de cacau, um quadradinho ou dois.
- Paro de comer às seis da tarde (muitas vezes bem mais cedo) e ponho os óculos bloqueadores de luz azul se ainda estiver me expondo a telas ou luz artificial. Prefiro diminuir as luzes durante esse período e tento me preservar de trabalho ou conversas muito estimulantes.
- Gosto de tomar meus suplementos noturnos cerca de uma hora antes de deitar, com água suficiente apenas para engoli-los, evitando as visitas ao banheiro no meio da noite. Abaixo segue uma lista completa dos meus suplementos e medicamentos noturnos que considero terem efeito sedativo:
  - glicinato de magnésio, 1500 mg
  - melatonina, 3 mg
  - ashwagandha, 300 mg
  - GABA (ácido gama-aminobutírico), 500 mg
  - adesivos transdérmicos de estradiol, 0,1 mg por dia, trocando no meio da semana
  - progesterona, 100 mg
  - testosterona em gel, 1 a 2 gotas aplicadas no antebraço noite sim, noite não
  - prebiótico Sunfiber, 1 colher
  - Schiff Digestive Advantage, 1 cápsula
  - naltrexona em baixa dosagem, 3 mg
- A cada dois meses, continuo precisando da infusão IVIG para manter meu IgG dentro dos valores de referência normais, embora ainda fique um pouco baixo. Após vários anos de tratamento, estou livre da babesiose e consegui diminuir tanto a dose como a frequência da minha terapia de IVIG. Minha esperança é que, à medida que o sistema imune se recuperar, ela deixe de ser necessária.
- Antes de ir para a cama, usando iluminação com bloqueador de luz azul, lavo suavemente o rosto com um óleo de limpeza atóxico e uso a

prática ayurvédica de bochecho com óleo de coco, que tem propriedades antimicrobianas. Simplesmente ponho uma ou duas colheres de óleo de coco na boca, espero derreter e enxáguo os dentes por quinze minutos. Acho muito relaxante e (não sei explicar por quê) também me ajuda a dormir bem mais profundamente.

- Gosto de ir para a cama (não necessariamente para dormir) às oito da noite. Durante esse período de desligamento do dia, meu marido e eu muitas vezes realizamos algumas séries de KAATSU passivo extras enquanto relaxamos e lemos na cama. Às vezes inconscientemente empreendo suaves exercícios isométricos durante esse período. Notei que realizar diversos ciclos de KAATSU antes de dormir me ajuda a pegar no sono com mais rapidez e dormir mais profundamente.

- Utilizo esse tempo para ler ficção prazerosamente usando o aplicativo Kindle no meu iPad com o brilho ajustado para potência mínima e o modo noturno ligado para bloquear a luz azul. Também desligo as luzes e mantenho o quarto totalmente escuro. Qualquer quantidade mínima de luz pode interferir na produção de melatonina. Também deixo meu iPad configurado para desligar automaticamente caso eu pare de me mexer por cinco minutos. Isso muitas vezes me permite pegar suavemente no sono sem ter de desligar o abajur.

- Além disso, durmo sobre uma capa resfriadora de colchão (sem eletromagnetismo), ajustada para 18°C, o que me ajuda a adormecer rápido, uma vez que a temperatura corporal mais baixa também contribui para incrementar a produção de melatonina. E, como às vezes me reviro na cama antes de dormir, uso um cobertor pesado anti-insônia, que quase na mesma hora proporciona uma sensação de calma que me ajuda a pegar no sono.

Raramente sigo meu protocolo à perfeição. Apenas faço o melhor que posso. Como qualquer pessoa, enfrento dezenas de decisões ao longo do dia e tenho perfeita consciência de que algumas tendem a ser saudáveis, enquanto outras nem tanto. À medida que me deparo com essas encruzilhadas no caminho, lembro de uma fala dura mas comovente em *Um sonho de liberdade* que resume as consequências das minhas escolhas e me ajuda a permanecer no rumo certo: "Ocupe-se de viver ou ocupe-se de morrer". Faço o melhor que posso para optar conscientemente pela vida todos os dias. Os benefícios têm sido imensos, tornando meu modo de vida bastante sustentável para mim.

Em lugar de sentir amargura por ter passado tantos anos sem respostas, sinto-me abençoada por tê-las agora. Talvez por lembrar nitidamente dos meus dias mais sombrios nessa jornada, vejo cada dia como uma dádiva.

Minhas pontuações nos testes cognitivos aumentaram dramaticamente; de meados do 30° percentil ao elevado 90° percentil para minha faixa etária. Porém, o que mais me surpreendeu foi que muitos dos meus problemas de saúde anteriores desapareceram completamente ou melhoraram muito. Hoje me sinto mais saudável e forte — com uma energia calma e regular ao longo do dia — do que em qualquer outro momento da vida adulta. A percepção incisiva do dr. Bredesen foi necessária para identificar qual provavelmente era a causa primária do meu declínio cognitivo e de meus muitos sintomas aparentemente sem ligação entre si. Esse conhecimento tem me fornecido as informações vitais para me capacitar a embarcar em uma jornada curativa dirigida que continua até hoje.

Sei que minha transformação não teria sido possível sem meu marido, Bruce. Ele não só caminhou ao meu lado, proporcionando-me apoio, como também adotou a maior parte da minha dieta e mudanças de estilo de vida... *e se beneficiou enormemente*. Perdeu quase catorze quilos, trocou os pneuzinhos por músculos e não toma mais nenhum medicamento alopático. Sendo um piloto de linhas aéreas internacionais, tendo muitas vezes de permanecer em jejum durante os longos voos transoceânicos, ele fica espantado com a falta de concentração e energia de seus copilotos mais jovens, cuja alimentação é à base de carboidratos. Eles, por sua vez, não conseguem acreditar em como Bruce pode ter tanta energia. Muitos começaram a pedir dicas de saúde e acabaram adotando sua abordagem. Na verdade, em um recente exame físico semestral exigido pela FAA, seu médico lhe perguntou qual o segredo para reverter o envelhecimento. Para os cônjuges que estão em cima do muro quanto à adoção do protocolo, juro que mal não faz e não tenho dúvida de que grande parte do meu sucesso reside no fato de que fizemos disso "nosso estilo de vida", em vez de "meu tratamento".

Meu filho, que naquela ocasião afirmara não querer que eu morresse, hoje se formou na faculdade. Inesperadamente, decidiu seguir os passos do pai e se tornou piloto. Sobrevivi tempo o bastante para conhecer sua esposa e dançar no casamento deles. Meu marido e eu nos mudamos de nosso apartamento minúsculo, onde me preparei outrora para o capítulo final, e fomos para um lugar ainda mais no coração do nosso adorado bairro, junto ao mesmo lago belíssimo, onde reformamos uma casa antiga, antes malcuidada, que tem espaço de sobra para nossos futuros netos. Costumamos passear de mãos dadas pelo bairro, usufruindo de nossos anos extras quase perdidos.

Talvez você já tenha visto esse comercial na TV em que a Associação do Alzheimer procura pelo primeiro sobrevivente para presenteá-lo com uma flor branca especial. Podem guardar sua flor rara para vocês. Quero mato e flores silvestres, com raízes profundas que penetram no solo mais duro e sobrevivem nas condições mais áridas — prosperando onde deveriam definhar —, com uma beleza tenaz e pouco apreciada, reconhecida apenas por aqueles dispostos a procurar além do esperado.

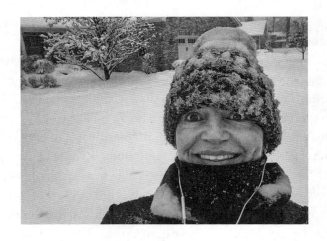

COMENTÁRIO: A incrível jornada de Julie reforça o argumento de que o declínio cognitivo é uma resposta às agressões, normalmente multiplicadas e com frequência sistêmicas: sua babesiose, as múltiplas infecções, os inúmeros tratamentos com antibióticos, as anormalidades glicêmicas, as diversas aplicações de anestesia geral, os anticolinérgicos, os anti-histamínicos e a indução rápida da menopausa provavelmente contribuíram todos para seu declínio cognitivo – e, sobretudo no contexto de duas cópias do pró-inflamatório ApoE4, são indutores de alterações associadas ao Alzheimer.

Tratar desses fatores de contribuição, em ampla medida retificando a perigosa combinação entre o alelo ApoE4 ancestral dela e o acúmulo de agressões modernas, levou a sua melhora, que desde então se manteve e até se acentuou. De fato, sua história e as dos mais de 3 mil membros da comunidade ApoE4.Info são exemplos vivos de como nossos resultados laboratoriais e a teoria resultante deles se traduzem na vida real. Julie contribuiu para a comunidade com sua pesquisa e sua experiência pessoal, vivenciando o protocolo por mais de oito anos a fim de nos ajudar a elaborar os detalhes do programa. Sou profundamente grato pelo trabalho que ela tem feito e pelo esforço diário que compartilha conosco para reduzir o ônus global da demência.

A história de Julie também ilustra maravilhosamente duas importantes lições extraídas dos anos de pesquisa e das inúmeras pessoas que hoje em dia usam o protocolo. Primeiro, a era da desesperança acabou. Segundo, continue a otimizar. Julie levou vários anos para combater todos os inúmeros fatores de contribuição para seu declínio cognitivo, assim como Marcy. Logo, independentemente de haver uma resposta inicial ou não, continue ajustando para obter os melhores resultados.

Agora você sabe diretamente de sete pessoas distintas — sete dentre centenas — que sofreram declínio cognitivo e, em vez de simplesmente diminuir o problema, na verdade o *reverteram*. Além do mais, elas *sustentaram* a melhora em vez de voltarem a apresentar declínio mental. Para obter essa reversão, usaram a abordagem da medicina dirigida, de precisão.

Publicamos recentemente um artigo descrevendo uma centena de pacientes que seguiu o mesmo protocolo, resultando em melhora que foi documentada e quantificada em cada caso.[1] Nas seções a seguir, essa abordagem precisa e sistemática ao declínio cognitivo será descrita em detalhes. Desejo a todos o sucesso alcançado por Kristin, Deborah, Edward, Marcy, Sally, Frank, Julie e as centenas de outros como eles.

Em uma observação final, resta saber se seria possível extrapolar para outras doenças a estratégia utilizada por esses sete sobreviventes. Essa questão será tratada no capítulo 11. Ainda assim, há uma necessidade crítica de solução para o raro paciente com Alzheimer herdado da família: cerca de 95% dos pacientes têm Alzheimer esporádico, que é o padrão, em que pode haver o risco herdado – com frequência do ApoE4 –, mas não é uma certeza que pacientes sob risco de Alzheimer esporádico algum dia o desenvolverão. Por outro lado, para os 5% restantes, o raro Alzheimer familiar, há uma certeza da herança direta, e nenhum ensaio clínico jamais afetou os resultados para esses pacientes. Por ser puramente genético, talvez nenhuma intervenção além da alteração do próprio gene se revele eficaz – mas talvez o que aprendemos até o momento possa ser extrapolado para ajudar famílias com a doença de Alzheimer herdada.

Linda e seus familiares têm uma dessas mutações – uma mutação muito rara na própria proteína precursora de amiloide (PPA), da qual o peptídeo amiloide é derivado. Todos os seus familiares com a mutação desenvolvem doença de Alzheimer entre 39 e 51 anos. Como você pode muito bem imaginar, tem sido muito difícil para os filhos e irmãos presenciar um membro da família após outro desenvolver um quadro grave de demência.

Há mais de cem famílias no mundo com mutações de PPA associadas a Alzheimer, e nenhum resultado jamais sugeriu esperança alguma para elas. O médico de Linda teve a bondade de lhe dar uma carona e dirigir por centenas de quilômetros para me visitar em 2013 – assim, Linda é a Paciente Zero da doença de Alzheimer familiar. Infelizmente, sua tomografia já revelava grande quantidade de amiloide acumulado. Porém, seus sintomas ainda eram leves, e sem qualquer alternativa comprovada, ela iniciou nosso protocolo. Linda recentemente celebrou seu 54º aniversário e passou por uma avaliação neuropsicológica extensa, sem mostrar declínio nos últimos oito anos. Quanto tempo deve durar esse adiamento dos sintomas? Ele pode ter ocorrido apenas por acaso? Só o tempo dirá, mas espero que Linda se revele mais uma sobrevivente do Alzheimer.

Parte II

Para um mundo de sobreviventes

8. Dúvidas e críticas:
Treinamento de resistência

A única maneira de evitar as críticas é
não fazer nada, não falar nada e não ser nada.
Aristóteles

Como você deve imaginar, desde que nosso artigo original sobre a reversão do declínio cognitivo foi publicado, em 2014, e seus artigos complementares, em 2015, 2016 e 2018, inúmeras pessoas levantaram questões, pediram esclarecimentos e declararam as suas preocupações, e os resultados que publicamos foram recebidos com grande ceticismo. Isso é compreensível — os artigos mostraram algo completamente inédito —, e o ceticismo, portanto, inevitável. Logo, nesta seção respondi, esclareci, expliquei e forneci evidências, abordando algumas das inúmeras perguntas e críticas que recebemos.

- **Essa abordagem ajuda pacientes de outras doenças, como mal de Parkinson, demência por corpos de Lewy ou esclerose lateral amiotrófica (ELA)?**

Ainda não dispomos de dados suficientes para determinar se essa mesma abordagem será efetiva para sintomas de outras doenças neurodegenerativas além do Alzheimer e seus prenúncios, o déficit cognitivo leve e o declínio cognitivo subjetivo. Além do mais, o protocolo teria de ser modificado para levar em conta os diferentes mecanismos subjacentes de cada doença, portanto não seria idêntico ao Protocolo ReCODE que usamos para o declínio cognitivo. Logo, temos feito as modificações iniciais, mas até o momento dispomos de apenas alguns resultados anedóticos. Assim, mais pesquisa é necessária para determinar se versões modificadas do protocolo irão de fato ser úteis para portadores de outras doenças neurodegenerativas. Entretanto, de fato temos exemplos de demência por corpos de Lewy com melhora documentada, e as avaliações de pacientes com Lewy sugerem que essa forma de demência está relacionada à doença de Alzheimer tipo 3 (tóxica) por ambas normalmente apresentarem níveis elevados de toxinas (metalotoxinas, toxinas orgânicas ou biotoxinas).

- **Óleo TCM e óleo de coco não são gorduras saturadas, e portanto particularmente prejudiciais para portadores do gene alelo ApoE4?**

Pessoas positivas para ApoE4 de fato têm um risco mais elevado de doença cardiovascular, portanto a gordura saturada deve ser uma preocupação. Entretanto, óleo TCM e óleo de coco são muito úteis para quem quer atingir cetose, bem como para quem deseja evitar carboidratos simples quando precisa de energia. Assim, há duas maneiras fáceis de obter o melhor dos dois mundos — ou seja, aumentar a energia cerebral evitando a doença vascular. Primeiro, você pode usar óleo TCM ou óleo de coco no primeiro mês do protocolo a fim de ajudar a sustentar a cetose, depois verificar seu LDL-P (número de partícula LDL) e balancear seu óleo TCM ou o de coco com óleos não saturados como azeite a fim de manter seu LDL-P abaixo de 1200 nM, proporcionando a si mesmo as gorduras necessárias para seguir em cetose. A segunda maneira é simplesmente usar sais de cetona ou ésteres de cetona para atingir a cetose, evitando desse modo a gordura saturada do óleo TCM e do óleo de coco. Nos dois casos, o objetivo é fornecer energia na forma de cetonas, minimizando carboidratos simples, como açúcar, xarope de milho com alto teor de frutose e pão, e criando sensibilidade à insulina. A longo prazo, é preferível atingir cetose endógena (queimar sua própria gordura) a tomar cetonas exógenas da forma que for, mas se isso não for possível, tomar cetonas exógenas em uma dessas formas pode ser muito útil.

- **Até que ponto o Protocolo RECODE funciona para pacientes em estágio mais avançado do Alzheimer?**

Como observado anteriormente, vimos algumas pessoas com pontuação 0 no Teste de Avaliação Cognitiva Montreal (MoCA) — ou seja, em estágio bem avançado — apresentarem melhora, mas quanto maior a demora para iniciar o tratamento, menor a probabilidade de ocorrer, e normalmente ela será menos completa. Como regra geral, quase qualquer pessoa com declínio cognitivo subjetivo que siga o protocolo obtém melhoras, assim como a maioria dos que sofrem de déficit cognitivo leve e alguns com Alzheimer plenamente desenvolvido.

Rosie, 75 anos, tem Alzheimer em estágio avançado. Ela já não conseguia falar nem andar; era incapaz de se levantar da cama e ir para uma cadeira, por exemplo. Três meses após iniciado o protocolo, começou novamente a falar usando sentenças completas, passou a interagir com sua família e filhos de vizinhos, conseguia ir da cama para a poltrona e era capaz de se levantar e caminhar sozinha.

- **Por que seguros não costumam cobrir os exames nem o tratamento?**

Embora alguns seguros cubram todos os exames laboratoriais necessários para determinar os muitos fatores de contribuição para o declínio cognitivo, é verdade que infelizmente a maioria cobre apenas alguns. De modo similar, o comum é haver apenas cobertura parcial do tratamento. Algo similar ocorreu com o primeiro programa a mostrar reversão da doença cardiovascular, uma iniciativa pioneira do dr. Dean Ornish. O Medicare levou dezesseis anos para aprovar a cobertura desse programa bem-sucedido e comprovado. Quando o dr. Dean se queixou disso a um político, o sujeito respondeu: "Só dezesseis anos? Como conseguiu com tanta rapidez?".

As engrenagens do progresso giram devagar, e aguardo ansioso o dia em que os seguros cobrirão tanto os exames como o tratamento. Como os custos de uma casa de repouso excedem em muito os do protocolo — o protocolo custa entre 1% e 10% do que custa uma casa de repouso, a depender do estabelecimento e dos detalhes personalizados do protocolo de cada um —, manter a pessoa longe de uma casa de repouso por anos (e, assim esperamos, pelo resto da vida) representa uma economia gigante, que espero que as seguradoras que oferecem planos de longo prazo reconheçam e apoiem.

- **Por que o protocolo não pode ser mais simples?**

Talvez seja possível simplificar o protocolo. Temos examinado cuidadosamente o que é necessário ou desnecessário para os melhores resultados. Muitos acham que começar pelo básico e depois acrescentar outras partes do protocolo ao longo de vários meses é uma maneira simples de otimizar. Além do mais, entendemos que muita gente não gosta de tomar comprimidos, então reduzimos a quantidade de comprimidos e cápsulas combinando a maioria das substâncias em pós que podem ser adicionados a sucos. Porém, sem uma intervenção bem-sucedida, o mal de Alzheimer é uma doença terminal; assim, não surpreende que, ao desenvolvermos o tratamento inicial em 2011, estivéssemos desesperados para encontrar qualquer coisa capaz de virar a maré. Logo, começamos direcionando o foco para todos os fatores de contribuição — os "36 buracos no telhado" —, mas, compreendendo melhor quais prioridades são mais ou menos urgentes para cada um, talvez seja possível simplificar o protocolo. Precisamos, no entanto, proceder com cautela, uma vez que o preço do fracasso é a vida do paciente. Assim, para os melhores resultados, continuamos a combater o máximo de possíveis fatores de contribuição para o declínio cognitivo individualmente em cada caso.

Para os interessados na prevenção — pessoas assintomáticas que não exibem declínio algum nos testes cognitivos — desenvolvemos um protocolo mais simples chamado PreCODE (prevenção do declínio cognitivo), uma vez que é menos complicado prevenir o declínio do que revertê-lo. Isso representa um incentivo para todo mundo iniciar um protocolo preventivo cedo, antes que os sintomas cognitivos ocorram. Recomendamos a todo mundo a partir dos 45 anos se submeter a uma cognoscopia simples (exames de sangue específicos, testes cognitivos on-line e uma ressonância magnética, que é opcional para indivíduos assintomáticos) e começar a fazer sua prevenção.

- **Como reduzir o ônus global da demência com o melhor custo-
-benefício?**

A ideia é usar uma abordagem gradual. Primeiro, ter o máximo possível de pessoas realizando medidas preventivas simples (desenvolvemos o PreCODE para oferecer os melhores resultados preventivos). Em seguida, a minoria que desenvolve declínio cognitivo apesar da prevenção deve iniciar um programa de reversão assim que possível (vale observar que não documentamos nenhum caso de demência entre indivíduos seguindo o protocolo de prevenção). Os poucos para quem *esse protocolo* fracassa passam por exames mais extensos, a fim de iniciar um programa de reversão mais amplo, com especialistas adicionais para determinar por que houve falha no programa de reversão inicial. Final-mente, os raros indivíduos para quem até o programa mais amplo não funciona são internados sob observação para passar por avaliação e tratamento mais intensivos. Assim, a vasta maioria das pessoas pode ser tratada com sucesso e de forma pouco dispendiosa, e os que necessitam de avaliação e tratamento mais extensos serão identificados. Essa abordagem gradual deve minimizar o custo geral para reduzir a prevalência da demência em qualquer população.

Além das perguntas, uma série de pessoas nos dirigiu críticas. Como vi-mos, Aristóteles disse: "A única maneira de evitar as críticas é não fazer nada, não falar nada e não ser nada". Para os que leram o livro descrevendo nosso protocolo inicial, *O fim do Alzheimer*, ou o protocolo atualizado em *O fim do Alzheimer: Guia prático*, 90% dos comentários foram positivos, 5% neutros e 5% negativos. A seguir, algumas críticas:

- **Sugerir que seja possível reverter o declínio cognitivo é como dizer a um paraplégico que se ele seguir determinado regime seu membro perdido vai crescer de novo.**

Claro que paraplégicos não sofrem da falta de membros, simplesmente estão com os membros inferiores paralisados. À parte esse mal-entendido, muitas pessoas expressaram a crença de que é impossível reverter o declínio cognitivo. Na verdade, essa tem sido a linha típica de raciocínio dos espe-cialistas por muitos anos. É por esse motivo que temos sido cuidadosos em documentar melhoras objetivas e publicá-las em periódicos revisados por pares. Desse modo não estamos simplesmente sugerindo o fato: a reversão do declínio cognitivo foi documentada, publicamos nossos resultados sobre isso e, o mais importante, mostramos que a melhora é sustentada. Além do mais, recentemente completamos um ensaio clínico do protocolo, fornecendo mais evidência de sua eficácia.

No entanto, é importante diferenciar os resultados das expectativas. Nunca alegamos que todo mundo fica melhor, e há aspectos que normalmente contribuem para a melhora ou o declínio, como o cumprimento do tratamento, a presença de toxinas e o grau de comprometimento no início do protocolo. Assim, ainda que tenhamos mostrado resultados melhores do que os obtidos por qualquer outra terapia anterior, algumas pessoas se mostraram decepcionadas porque seus entes queridos não manifestaram melhoras. Aguardo ansiosamente o dia em que todos apresentarão melhoras. Enquanto isso, continuamos a pesquisar quais são as variáveis fundamentais determinantes do sucesso ou do fracasso.

- **Embora provavelmente haja motivos teóricos para isso funcionar, não existem evidências empíricas para essa abordagem.**

Isso está incorreto. Como notamos na resposta anterior, documentamos cuidadosamente nossos resultados e os publicamos em periódicos revisados por pares. A pesquisa de fundo apareceu em mais de 220 artigos publicados ao longo das últimas quatro décadas, e os resultados clínicos foram publicados em 2014, 2015, 2016 e 2018.[1] Esses artigos são todos de acesso público, assim estão livremente disponíveis para qualquer um. Além do mais, alguns estudos de caso foram descritos em *O fim do Alzheimer*. Recomendo que os interessados em conhecer a evidência empírica simplesmente leiam os artigos publicados.

- **Enfermidades como a síndrome do intestino permeável são tratadas como um fato estabelecido, mesmo não havendo evidências a prová-las.**

A Biblioteca Nacional de Medicina dos Estados Unidos lista 310 publicações sobre permeabilidade intestinal, artigos de periódicos remontando a 1984, então há uma montanha de evidências a prová-la. Não só é uma enfermidade relativamente bem estabelecida como também desempenha um importante papel na produção de inflamação sistêmica e, desse modo, há cada vez mais evidências de que essa condição desempenhe um papel na doença inflamatória intestinal, no declínio cognitivo, no lúpus, na artrite e em muitas outras doenças. Se após ler as 310 publicações sobre permeabilidade intestinal você continuar acreditando que o problema não existe, talvez seja interessante ter uma conversa com um dos especialistas nessa área, como o professor Alessio Fasano, da Universidade Harvard.

- **O Alzheimer não pode ser revertido. No momento, os melhores ensaios clínicos esperam no máximo conseguir deter o avanço do declínio cognitivo.**

Na verdade, os ensaios clínicos dos diversos medicamentos sequer tentam interromper o declínio, que costuma ser visto como inevitável. Eles simplesmente tentam *diminuir* o declínio e, em quase todos os casos, até nisso têm fracassado (como observado na introdução). A diferença fundamental entre esses estudos fracassados e a abordagem que desenvolvemos é que os ensaios clínicos fracassados tentaram tratar a doença de Alzheimer sem atacar os verdadeiros fatores de contribuição. Seria como um mecânico tentar consertar os carros que chegam a sua oficina enchendo seus tanques com gasolina de alta octanagem sem determinar qual é de fato o problema deles. Alguns poderão correr melhor por algum tempo, mas não surpreenderá que a maioria não, e os problemas que levaram os carros à oficina não terão sido resolvidos.

- **Quaisquer intervenções efetivas para doenças comuns já seriam amplamente utilizadas.**

Médicos de diferentes épocas — como Semmelweis (pioneiro dos procedimentos antissépticos), Paracelso (pai da toxicologia) e Lind (descobridor do ácido cítrico como cura do escorbuto) — provaram que essa afirmação está errada. Logo, esse pressuposto — de que qualquer tratamento efetivo para o declínio cognitivo (ou outras doenças comuns) seria de uso imediatamente disseminado — ignora o histórico médico e é de uma profunda ingenuidade. Como um de milhares de exemplos discordantes, minha esposa e eu testemunhamos isso quando nossa filha desenvolveu lúpus. Nós a levamos para dois especialistas de renome, nenhum dos quais teve nada a lhe oferecer exceto deixá-la em observação e determinar quando os esteroides deveriam ser iniciados. Simplesmente não houve qualquer tentativa de determinar *a causa* do surgimento da doença (começa a perceber um padrão aqui?). Desesperados, nós a levamos a um médico integrativo — que não era famoso como os dois especialistas, nem especialista em lúpus, tampouco uma autoridade acadêmica —, que determinou prontamente *por que* nossa filha desenvolveu o lúpus e atacou a raiz do problema. Nossa filha está livre do lúpus faz uma década. Há inúmeros exemplos como esse, não só no lúpus como também em muitas outras doenças, como artrite reumatoide, cardiopatia, diabetes tipo 2, intestino permeável (que, como notamos, alguns até negam existir, a despeito das centenas de publicações sobre o problema), e sim, agora no mal de Alzheimer.

Além das intervenções para doenças comuns, esse tipo de raciocínio implica que nossos médicos sempre dedicam o tempo necessário para avaliar e prescrever os melhores tratamentos para nós, que nosso sistema de saúde sempre cobra apenas o que é razoável e apropriado, que as companhias de seguros sempre reembolsam o que deveriam, que o alimento que compramos no supermercado é sempre saudável, que o sistema médico não está falido, que as milhares de toxinas a que somos expostos diariamente não existem e assim por diante... Estou esperando essas crenças ingênuas refletirem a realidade, mas, até lá, a ideia de que os resultados que publicamos não podem ser corretos simplesmente porque nem todo médico pratica nosso protocolo (que, aliás, hoje em dia é empregado por mais de mil médicos) é totalmente tola.

- **Seria uma batalha impossível mudar nosso atual sistema médico e acabar com os abusos da indústria farmacêutica.**

Infelizmente, é verdade. Mas a mudança fundamental é especialmente importante exatamente para as doenças sem um tratamento padronizado efetivo — autismo, ELA, Alzheimer etc. A medicina do século XXI está de fato mudando o sistema e, com isso, conquistando resultados inéditos. Não podemos perder o embalo, precisamos mudar o sistema para melhor.

9. Concepções e percepções equivocadas: Investigando nossa cura

A sabedoria é adquirida por três métodos:
primeiro, pela reflexão, que é o mais nobre;
segundo, pela imitação, que é o mais fácil;
e terceiro, pela experiência, que é o mais amargo.
Confúcio

Se não existem fatias grossas de bacon para comer no Céu,
pra que ser bonzinho?
Anônimo

Em minha juventude, na Flórida, fiz parte do Clube de Surfe Greenback, junto com Bug, Hobby e Bermuda Schwartz — um grupo absolutamente fantástico de adolescentes. Como o surfe no sul da Flórida não é lá essas coisas, fazíamos bicos para juntar dinheiro, cortando grama, estacionando carros, trabalhando como ajudantes de cozinha e vendedores de enciclopédia para surfar nas praias de Porto Rico, Havaí e Califórnia. Entrementes, nos fins de semana, subíamos pelo litoral da Flórida para pegar as ondas mais radicais de Cocoa Beach e Fort Pierce, acordando às três da madrugada para estar no mar ao raiar do dia, quando as ondas eram mais cristalinas e geralmente as melhores do dia.

Como é fácil imaginar, com frequência era difícil permanecer alerta na volta para casa ao final do dia após ter acordado tão cedo. Numa dessas ocasiões, eu dirigia por Fort Pierce enquanto os outros dormiam. Cheguei a um cruzamento ferroviário e a cancela estava erguida, sem luzes piscando e nenhum som, e atravessei os trilhos direto, sem dar uma boa olhada antes. Má ideia. Quando reparei, levei um choque ao ver o trem vindo em nossa direção, a uns dez metros do carro. Não estava particularmente rápido, mas com velocidade mais do que suficiente para acabar com a gente, sem dúvida... e quando o carro transpunha os trilhos e o trem passava raspando à nossa traseira, a cancela desceu, as luzes vermelhas piscaram e o *"ding-ding!"* de alerta finalmente tocou. Um aviso prévio teria sido apreciado.

Claro que não ajuda grande coisa ativar as luzes de advertência e a cancela quando o trem estiver rachando o carro em dois e mandando seus ocupantes para o além. Para piorar as coisas, a mera presença de uma cancela aberta oferece a falsa sensação de segurança. O mesmo se dá com o Alzheimer — o Trem da Demência avança há décadas em nossa direção, mas não nos damos ao trabalho de olhar ou reagir senão quando somos quase atropelados. Os medicamentos oferecem uma falsa sensação de segurança — um tratamento que podemos prescrever —, mas, verdade seja dita, portadores de Alzheimer que tomam medicamentos surpreendentemente ficam *piores* do que os que não tomam.[1]

Como a natureza fundamental da doença de Alzheimer e as muitas causas do processo não são bem compreendidas, inúmeras inferências falaciosas, recomendações equivocadas e pressupostos ingênuos costumam ser feitos. Infelizmente, isso causa amplo prejuízo para os pacientes. Como mencionei na introdução, essa abordagem como um todo é coisa do passado.

A confusão lembra um pouco a antiga ideia de que a Terra fica no centro do universo. Claro que isso parecia razoável para seus habitantes, mas criava paradoxos, como alguns planetas às vezes fazendo um movimento aparentemente retrógrado. Alguma coisa estava errada e o astrônomo grego Aristarco de Samos sugeriu que a Terra talvez na verdade girasse em torno do Sol — algo considerado uma maluquice por muita gente há 2300 anos. Hoje há paradoxos e mais paradoxos na doença de Alzheimer, novamente porque o modelo padrão é incompatível com os dados.

Eis aqui alguns dos conceitos e pressupostos equivocados:

- **A causa do Alzheimer é desconhecida**

Isso está incorreto em duas perspectivas. Primeiro, presume que o Alzheimer tenha uma causa única, quando a pesquisa epidemiológica, a pesquisa patológica e a pesquisa microbiológica sustentam todas que não há uma causa só. Muito pelo contrário — existem inúmeros fatores de contribuição, a maioria dos quais é, na verdade, conhecido. Já se sugeriu, por exemplo, a possibilidade de haver uma origem infecciosa para o Alzheimer, mas nunca houve acordo sobre qual organismo seria: *Herpes simplex*,[2] HHV-6A (outro vírus do *Herpes*),[3] *Porphyromonas gingivalis* (da periodontite associada à dentição ruim),[4] *Borrelia* (o organismo da doença de Lyme) ou uma espiroqueta relacionada,[5] uma levedura como *Candida*,[6] diversos mofos ou algum outro patógeno?[7] Nada sugere que apenas um deles seja "a causa" do Alzheimer, ao passo que tudo sugere que devem contribuir coletivamente para o risco de desenvolvimento da doença.

Além dos patógenos, porém, há muitos outros fatores: resistência à insulina, presença de mercúrio e de outras toxinas, doença vascular, traumatismos, suporte hormonal reduzido, suporte nutricional reduzido, suporte do fator de crescimento reduzido e assim por diante. Portanto, nenhuma evidência sustenta a ideia de que a doença de Alzheimer tem uma causa única, enquanto muitas evidências sustentam a ideia de que múltiplos fatores de contribuição desempenham papéis críticos.

- **A doença de Alzheimer é causada pelo amiloide. / A doença de Alzheimer é causada pelo tau. / A doença de Alzheimer é causada por proteínas com enovelamento defeituoso.**

Nos 95% dos casos em que o Alzheimer é esporádico (por oposição aos 5% em que é de família, isto é, herdado), o amiloide que se acumula no cérebro, o tau e as proteínas defeituosas são todos mediadores, não causas. Claro que estão envolvidos na patofisiologia, mas é crucial reconhecer que não são eles que *iniciam* o processo. O processo é desencadeado por esses mesmos patógenos e outros fatores observados no item acima e o amiloide na verdade é uma resposta protetora contra essas agressões. Essa é uma distinção fundamental, uma vez que eliminar a *causa* do Alzheimer faz sentido, ao passo que eliminar os *mediadores* sem atacar primeiro a(s) causa(s) precursora(s) é, na melhor das hipóteses, uma solução de curto prazo. Com efeito, a eliminação farmacológica do amiloide tem se revelado um equívoco de bilhões de dólares.

- **A melhor forma de tratar a doença de Alzheimer é com medicação.**

Esse erro comum é desmentido tanto pela teoria como pela prática. A patofisiologia da doença de Alzheimer é complicada demais para que uma única medicação possa constituir um tratamento ideal. Além do mais, as drogas utilizadas para a doença de Alzheimer não afetam os verdadeiros fatores de contribuição da doença. A terapia medicamentosa é mais promissora enquanto parte de um protocolo de medicina de precisão global e personalizado.

- **Como não existe prevenção ou tratamento efetivo para a doença de Alzheimer, não faz sentido verificar seu status de ApoE.**

Esse é um equívoco comum. Na verdade, muitos médicos recomendam nem fazer o teste: "A maioria dos especialistas não recomenda o teste genético para Alzheimer tardio".[8] Repito: isso está completamente no passado — não devemos esperar a chegada do Alzheimer para fazer um teste genético. Assim como a maioria das pessoas acompanha sua pressão arterial e seu colesterol — a fim de minimizar o risco de ataques cardíacos e AVCs — ou faz exame de colonoscopia — para prevenir câncer de cólon —, todo mundo deveria saber seu status de ApoE (0, 1 ou 2 cópias do ApoE4 — é isso que você precisa descobrir) de modo a minimizar o risco de Alzheimer. Você pode visitar o site ApoE4.Info e trocar mensagens com alguns dos mais de 3 mil membros portadores de ApoE4, uma vez que a técnica ideal para evitar Alzheimer é ligeiramente diferente para indivíduos positivos ou negativos para o ApoE4.

- **Nada é capaz de prevenir a doença de Alzheimer.**

Essa é uma visão horrivelmente antiquada, porém continua a ser repetida por muita gente, a despeito das provas que a contradizem — por exemplo, do estudo FINGER da Finlândia.[9] Há, na verdade, muitos fatores redutores de risco, como dietas cetogênicas ricas em vegetais, exercício, treinamento do cérebro, as gorduras ômega-3 insaturadas e muito mais. Além disso, ainda que estudos de prevenção genética tenham rendido alguns bons resultados, uma abordagem superior é identificar os fatores de risco pessoal individualmente, de modo que o programa de prevenção possa combater os fatores críticos e ignorar outros sem importância em cada caso. Por exemplo, para alguns de nós o principal risco é a inflamação sistêmica, e portanto combinar mediadores pró-resolução especializados (SPMs) com remoção do fator inflamatório é uma parte crucial do programa de prevenção. Outros não sofrem de inflamação sistêmica, mas sim de síndrome metabólica, que é prontamente tratável. Cada um tem um conjunto distinto de fatores de risco, e atacá-los especificamente é o modo racional de proceder. Desenvolvemos o programa PreCODE para essa prevenção otimizada, personalizada.

- **Não existe tratamento eficaz para a doença de Alzheimer.**

Mais uma vez, essa afirmação onipresente mostra como o atual padrão de cuidados é arcaico. Como a patofisiologia subjacente da doença de Alzheimer se desenvolve por vinte anos antes de um diagnóstico, a última coisa que queremos é ficar esperando sentados esses vinte anos conforme avançamos pelo estágio pré-sintomático (no qual podemos facilmente identificar fatores de risco e prevenir o declínio), passamos pelo estágio de declínio cognitivo subjetivo (que frequentemente dura uma década e é reversível virtualmente 100% das vezes), pelo estágio de déficit cognitivo leve (que com frequência dura vários anos e geralmente é reversível), até finalmente chegarmos ao diagnóstico de doença de Alzheimer (que em alguns casos ainda pode ser atenuado, mas não há motivo para esperar todo esse tempo, e há todos os motivos para intervir o quanto antes). Por definição, uma pessoa não tem doença de Alzheimer enquanto não começar a perder sua capacidade de realizar atividades cotidianas, como tomar banho etc. Logo, é uma crueldade esperar alguém chegar a um estágio em que receberá o diagnóstico de Alzheimer. Seria como assistir o tumor de alguém avançar até a metástase e se espalhar. A doença de Alzheimer deveria ser um problema muito raro, e o fato de que muitos médicos dizem aos pacientes que nada pode ser feito está levando pacientes a adiar a procura por um tratamento e afetando os resultados de maneira negativa.

Além do mais, publicamos repetidamente exemplos bem documentados da reversão do declínio cognitivo. Assim, em algum momento, ignorar um tratamento publicado, revisado por pares e efetivo em prol de um tratamento que se revelou ineficaz começa a parecer negligência.[10]

- **Quando avaliamos pacientes com declínio cognitivo, buscamos determinar se o diagnóstico correto é doença de Alzheimer ou uma causa tratável de demência, como deficiência de vitamina B12.**

O pressuposto de que vários fatores de contribuição, como deficiência de vitamina B12, vitamina D, estradiol e dezenas de outras deficiências, sejam completamente independentes da doença de Alzheimer é simplista. Sem dúvida há uma patologia diferente para a deficiência de vitamina B12 pura, mas na vasta maioria dos casos ela não é pura e está associada a um aumento da homocisteína, que por sua vez está associado a um risco aumentado de doença de Alzheimer. Muitos fatores assim podem contribuir, segundo já observamos: de infecções por toxinas a reduções em fatores de crescimento, hormônios, nutrientes, oxigenação e fluxo sanguíneo. Além disso, reconhecer esses fatores de contribuição revela que a doença de Alzheimer é uma causa tratável de demência, especialmente quando tratada "cedo" — ou seja, durante os primeiros dez a quinze anos da patofisiologia, de modo que a janela terapêutica é bem ampla.

- **Verificamos só a tireoide e a B12 em pacientes com declínio cognitivo. Como o Alzheimer é intratável, não há necessidade de exames detalhados.**

Infelizmente, essa é uma prática comum. Como você trata uma doença sem saber sua causa? A medicina do século XXI é a medicina de precisão, em que os mecanismos de cânceres, doenças neurodegenerativas ou outras enfermidades são primeiro identificados e a seguir tratados. Assim, se você está sendo avaliado pelo declínio cognitivo, ou pelo risco de declínio, e seu médico não verificou hs-CRP, HOMA-IR, T3 livre e T3 reverso, vitamina D, metais pesados, toxinas orgânicas, biotoxinas, marcadores CIRs e marcadores vasculares como número de partícula LDL ou proporção de triglicérides para HDL, talvez você queira ter uma conversa com ele sobre uma bateria mais abrangente de exames para determinar o que está causando o declínio ou o risco de declínio.

- **Se você planeja usar um protocolo de tratamento para os pacientes, cada intervenção isolada deve ter mostrado um efeito significativo.**

Esse é o padrão atual e baseia-se em um raciocínio falho, que parte do pressuposto de que o cérebro é um sistema linear — em outras palavras, você poderia pegar cada comprimido ou tratamento individual e analisá-lo de maneira isolada, depois simplesmente somar os efeitos. Por essa mesma lógica, se você não percebe grande efeito em um único tratamento isolado, então uma combinação de, digamos, dez ou vinte desses ingredientes que sozinhos não mostraram fazer muita coisa não deve exercer efeito algum. O cérebro é bem mais complicado que isso. É o mesmo que dizer que para chegar à casa de um amigo seu você precisa partir da sua garagem e pegar a esquerda, depois a direita, depois a direita, depois a esquerda. Para testar, você sai de casa e vira à esquerda, então procura a casa do seu amigo; depois volta a sair, vira à direita e procura a casa; depois sai outra vez, pega a direita e vê se acha a casa; depois faz tudo de novo uma última vez, virando à esquerda. Executar cada um desses desvios isoladamente não é o mesmo que juntar todos. E o mesmo é válido para um protocolo de tratamento — não se pode simplesmente somar os efeitos de cada intervenção isolada. O conjunto coordenado de todos é a chave.

Esses são apenas alguns dos inúmeros equívocos — equívocos que impactam a avaliação, o tratamento, a prevenção e toda a filosofia cercando a doença de Alzheimer.

Assim, precisamos parar de repetir que não há nada a ser feito para prevenir, protelar ou reverter o declínio cognitivo da doença de Alzheimer. E que não há motivo para uma avaliação genética do ApoE. E que o Alzheimer é "causado por proteínas defeituosas". E que o medicamento único que vai curar o Alzheimer está prestes a ser encontrado. E que um remédio que mal desacelera o declínio e não traz melhoras para ninguém "é justamente o que estávamos procurando". Vamos reconsiderar a maneira que pensamos sobre o Alzheimer.

10. Quantificação do eu e reversão do declínio cognitivo

Visão sem execução é alucinação.
Thomas Edison

O século XXI é o Século da Biologia, e estamos agora na Era do Eu Quantificado. Assim como a engenharia nos permite pesquisar na internet e realizar reuniões pelo Zoom, a biomedicina cada vez mais nos permite determinar nossa condição de saúde e os riscos, com frequência de forma simples, longitudinal e prática. Usada de maneira otimizada, em geral com a ajuda de um profissional médico ou *health coach* (embora não seja absolutamente necessário — há uma quantidade notável de coisas que é possível fazer por conta própria), essa informação pode salvar seu cérebro e mantê-lo lúcido por décadas. Alguns dos inúmeros exemplos do que todos nós podemos avaliar incluem:

- Pressão arterial e batimento (por exemplo, monitor de pressão arterial Omron)
- Monitoramento contínuo da temperatura corporal (anel Oura)
- Gordura corporal (pinças de dobras cutâneas ou bioimpedância)
- Monitoramento de movimento e exercícios (Apple Watch ou Fitbit)
- Saturação de oxigênio, noturna e diurna (Apple Watch ou Beddr)
- Variações de frequência cardíaca (Apple Watch)

- Elasticidade vascular (iHeart)
- Eletrocardiograma (Apple Watch)
- Duração e estágios do sono (anel Oura)
- Glicose sérica (Precision Xtra)
- Monitoramento contínuo da glicose (FreeStyle Libre, com prescrição)
- Cetonas (beta-hidroxibutirato no soro, acetona na respiração ou acetoacetato na urina — por exemplo, o bafômetro Biosense para acetona na respiração)
- Análise nutricional (macro e micro — por exemplo, Cronometer)
- Presença de toxinas em cosméticos e produtos de higiene pessoal (aplicativo Think Dirty)
- Avaliações cognitivas on-line e velocidade de processamento (CNS Vital Signs)
- Alterações da fala associadas a vários estágios da doença (Canary Speech ou Vocalis)
- Genômica, com análise de muitos fatores de risco e características pessoais (23andMe, com análise por Promethease ou IntellxxDNA ou Genetic Genie)
- Comprimento dos telômeros, a ponta protetora dos cromossomos (TA-65 ou Life Lenght)
- Microbioma intestinal (Viome)
- Microbioma oral (OralDNA)
- Triagem de câncer colorretal (Cologuard)

A capacidade de que dispomos hoje de medir esses vários parâmetros — e novos meios estão a caminho, sem dúvida — é na realidade uma boia salva-vidas, e eis por quê: diferente do século XX, quando muitas pessoas morriam de doenças agudas como pneumonia, quase todos nós hoje morremos de enfermidades crônicas como doença cardiovascular, câncer ou Alzheimer. A má notícia é que esses problemas muitas vezes não produzem sintomas senão após estarem tão avançados que ficam difíceis de tratar. Como mencionei antes, a doença de Alzheimer costuma ser diagnosticada cerca de vinte anos após as alterações cerebrais começarem, de modo que o que nos acostumamos a pensar como uma doença de sexagenários, septuagenários e octogenários é na verdade uma doença de quarentões, cinquentões e sessentões, cujo diagnóstico infelizmente é postergado por vinte anos. Notícia pior ainda é que a maioria dos médicos não verifica esses parâmetros vitais, desse modo permitindo que progridamos para os estágios tardios, sintomáticos, das doenças crônicas antes que qualquer medida tenha sido tomada. Estamos literalmente sendo abandonados a uma morte silenciosa ao longo de décadas.

A boa notícia em relação às doenças crônicas é que podemos percebê-las com anos de antecedência se nos dermos ao trabalho de procurar. É nisso que esses vários parâmetros de saúde realmente se destacam. Todos nós podemos acompanhar nosso status genético, identificar o declínio precoce num momento em que seja simples fazer uma grande diferença e monitorar o progresso à medida que melhoramos. E eis um dividendo empolgante: o monitoramento e os ajustes ao longo dos anos melhoram nosso desempenho, saúde, aparência e longevidade. Qual seria a desvantagem?

Assim como em uma triangulação, obter dados múltiplos é uma ferramenta poderosa, e somada a dados genômicos (por exemplo, você é positivo para ApoE4? Tem uma genética de desintoxicação eficaz ou ineficaz? Você tem questões na coagulação sanguínea?), dados bioquímicos (por exemplo, há inflamação presente? Seu perfil lipídico está alterado? Você tem pré-diabetes?) e dados longitudinais pessoais quantificados (que podem ser incluídos em um aplicativo) constitui uma poderosa combinação, permitindo um olhar bem mais claro para o que está motivando a alteração cognitiva ou o risco de alteração. Esses dados podem ajudar seu *health coach*, seu médico e você a mapear o melhor curso para sua cognição em anos vindouros.

Hoje mais de 5 mil pessoas já adotaram o Protocolo ReCODE, e o modo como responderam a ele vem nos ajudando a aperfeiçoar a abordagem. Uma das lições aprendidas foi que é importante determinar quais parâmetros devemos priorizar e quais deverão ficar para segundo plano. Médicos e pacientes às vezes se concentram em metas não tão prioritárias e, assim, deixam escapar os parâmetros críticos necessários para o sucesso. Embora isso varie de indivíduo para indivíduo e, portanto, dependa da avaliação pessoal de cada um, há considerações centrais para todos, e as listei aqui por ordem de prioridade:

1. Energéticos

Como mencionei na introdução, a essência da doença de Alzheimer é uma insuficiência crônica ou repetida — uma falta de suporte para uma rede que é crítica para a neuroplasticidade. Tomografias computadorizadas de pacientes com Alzheimer mostram metabolismo de glicose reduzido em um padrão característico no lobo temporal (perto da têmpora) e no lobo parietal (atrás das orelhas), e na verdade esse padrão pode aparecer uma década ou mais antes do diagnóstico de Alzheimer.

Preencher essa lacuna energética — a lacuna entre oferta e procura — é crucial para melhorar a cognição. Como mostrou o dr. Stephen Cunnane, as cetonas oferecem uma fonte de energia alternativa para a glicose usual — algo crítico, pois a vasta maioria dos pacientes de Alzheimer sofre de resistência à insulina, portanto não utiliza a glicose normalmente — e assim podem preencher a lacuna de energia, por isso a cetose é uma parte tão importante do nosso protocolo geral.[1] O nível visado é 1,0-4,0 mM BHB (beta-hidroxibutirato), que podemos verificar com um medidor de cetonas ou um bafômetro como o Biosense, e nesse caso a meta é acima de 7 ACES e acima de 10 ACES pelo menos uma vez por dia (todas as referências laboratoriais estão listadas nas páginas 33-36 de *O fim do Alzheimer: Guia prático*).[2]

Como esse déficit de energia normalmente dura anos antes dos sintomas de declínio cognitivo, é de suma importância preencher essa lacuna o mais rápido possível e, portanto, começar a tomar cetonas é a melhor maneira de fazer isso no curto prazo. A longo prazo, queremos produzir nossas próprias cetonas, que é o que acontece quando usamos nossa gordura para obter energia.

Assim, precisamos de energia e para isso precisamos fornecer o combustível e depois queimá-lo. Isso significa que você não necessita apenas de cetonas, mas também de um bom fluxo sanguíneo no cérebro, boa saturação de oxigênio (96% ou mais) e boa função mitocondrial (a "bateria" das suas células, que transforma seu combustível em energia).

Para seu fluxo sanguíneo cerebral, você pode checar seus fatores de risco vascular: o melhor é ter uma proporção triglicérides/HDL <1,3:1; assim, por exemplo, se o seu HDL está em 60 mg/dL, seu triglicérides deve ser <78 mg/dL. Verifique o LDL-P (quantidade de partículas LDL), que deve estar na faixa de 700-1200 nm. O fluxo sanguíneo cerebral pode ser aumentado com exercícios, EWOT (exercício com terapia de oxigênio) e a melhora do envolvimento vascular, curando a inflamação e ajudando com a meta de lipídios mencionada. Além disso, a dilatação vascular pode ser acentuada com óxido nítrico, ocasionalmente complementado com exercícios, suco de beterraba, arginina ou Neo40, além de outros vasodilatadores como gingko ou vimpocetina. Para quem sofre de uma tendência a coagulação sanguínea excessiva, podem ser usados nattokinase e pycnogenol.

Um dos fatores de contribuição mais comuns para o declínio cognitivo é a dessaturação de oxigênio não identificada, que ocorre em geral à noite. Isso não é só para quem sofre de apneia do sono, embora ela seja um fator de contribuição comum. Quando estamos dormindo — o ideal são oito horas de sono (e você pode verificar seu tempo e até os estágios com o anel Oura; as horas de sono também podem ser verificadas com um Apple Watch) —, nossa saturação de oxigênio deve ser de 96% a 98%. À medida que sua saturação de oxigênio média cai à noite, há uma correlação direta com o encolhimento cerebral em áreas específicas, incluindo o hipocampo, que é crucial para a formação de memória e impacta significativamente no Alzheimer.[3] Você pode verificar sua saturação de oxigênio em um Apple Watch ou em um oxímetro como o da Beddr, ou um oxímetro do seu médico, ou pode fazer isso durante um estudo de sono.

Para a função mitocondrial, não existem exames simples, embora você possa ter uma ideia geral testando ácidos orgânicos. O suporte mitocondrial inclui aumentar sua NAD (nicotinamida adenina dinucleotídeo) com ribosídeo de nicotinamida, fornecendo energia para suas mitocôndrias; aumentar a quantidade de mitocôndrias com PQQ (quinona pirroloquinolina); e aumentar um fator crítico na função mitocondrial chamado ubiquinol. Além disso, um trabalho intrigante sugere que você pode incrementar sua função mitocondrial tomando azul de metileno, e isso pode se revelar de grande proveito no tratamento do declínio cognitivo.[4]

É difícil exagerar a importância dos fatores energéticos para indivíduos com declínio cognitivo ou risco de declínio. Médicos e *health coaches* podem ajudar a obter os melhores resultados.

2. Sensibilidade à insulina

Quando cultivamos células cerebrais em placas de Petri no laboratório, sempre incluímos insulina porque é um potente fator de sobrevivência para os neurônios. Logo, não constitui surpresa que, quando suas células cerebrais não respondem ou respondem mal à insulina, seus neurônios também não sobrevivam. As moléculas que sinalizam insulina em seu cérebro na verdade passam por uma alteração física mensurável (devido à fosforilação da serina e da treonina no IRS-1) quando você desenvolve resistência à insulina. O professor Ed Goetzl mostrou que quase todo paciente de Alzheimer sofre de resistência à insulina no cérebro, sendo ou não resistente à insulina no restante do corpo.[5] Essa resistência é um fator de contribuição central para o declínio cognitivo, mas agora dispomos de um amplo arsenal para combater a resistência e nos restituir a sensibilidade à insulina.

O exame de resistência à insulina é inequívoco — você quer saber apenas sua glicose em jejum e sua insulina em jejum, e isso permite um cálculo simples de HOMA-IR (acrônimo em inglês modelo de avaliação homeostática de resistência à insulina), que é uma medida da resistência à insulina. Eis um exemplo. Digamos que sua glicose em jejum seja 100 mg/dL e que sua insulina em jejum seja 10 mUI/L. Você simplesmente multiplica um pelo outro e divide por 405 para obter sua HOMA-IR, que aqui seria (100)(10)/405 = 2,4. Isso indica resistência à insulina — a meta é <1,2. Digamos então que você tenha adotado o protocolo e melhorado sua glicemia. Você agora talvez esteja com uma glicose em jejum de 80 e uma insulina em jejum de 5, que o deixariam com uma HOMA-IR excelente, logo abaixo de 1,0, revelando que agora adquiriu sensibilidade à insulina. Você consegue!

Adquirir a sensibilidade à insulina também é um processo linear, que começa pela dieta KetoFLEX 12/3 que descrevemos, uma dieta rica em vegetais, elevada em fibras, moderadamente cetogênica, que evita cereais, laticínios e carboidratos simples e inclui jejum de doze a dezesseis horas de um dia para o outro e três horas antes de dormir. Quando tal dieta é combinada a exercícios regulares (inclua um pouco de musculação, porque o tecido muscular é rico em receptores de insulina e esse tipo de exercício aumenta sua sensibilidade a ela), ao sono de boa qualidade já mencionado e à redução de estresse, isso é normalmente o bastante para garantir sensibilidade à insulina.

Para os que permanecem resistentes à insulina, há muitos acréscimos que podem ser úteis. Primeiro, é uma excelente ideia verificar o que está fazendo sua glicose subir ou baixar, uma vez que tanto a glicose elevada como a baixa (quando cai para menos de 50) podem contribuir para o declínio cognitivo. Isso é feito com um CGM — monitoramento contínuo da glicose —, que seu médico pode pedir para você. O exame acompanha sua glicose por algumas semanas, de modo que você pode perceber como reage a diversos alimentos e se está ficando hipoglicêmico à noite (algo surpreendentemente comum para quem faz a dieta estadunidense padrão). Alternativamente, é fácil verificar sua glicose com uma gota de sangue em uma tira usando o medidor Precision Xtra ou um dispositivo similar.

A sensibilidade à insulina pode ser mantida e fortalecida com zinco, magnésio, picolinato de cromo, canela do Ceilão, N-acetilcisteína, metformina, óleo de bergamota ou melão amargo, entre outras coisas. Seu médico e seu *health coach* podem ajudá-lo a otimizar sua sensibilidade à insulina. Em raros casos, embora a insensibilidade à insulina seja alcançada, os níveis de insulina podem continuar baixos demais para evitar o pré-diabetes (normalmente isso ocorre com níveis de insulina caindo a 1-2 mUI/L). Nesses casos, seu médico pode considerar aumentar a insulina endógena com Victoza ou Januvia.

Praticamente qualquer um pode se tornar sensível à insulina, e esse é um objetivo crítico na reversão do declínio cognitivo, uma vez que a resistência à insulina (que afeta 80 milhões de americanos) é um dos fatores de contribuição mais comuns para a demência.[6]

3. Suporte trófico

Além da energia e da sensibilidade à insulina, seu cérebro necessita receber sinais de sobrevivência de apoio, e eles vêm de três fontes: fatores de crescimento como o NGF (fator de crescimento do nervo) e BDNF (fator neurotrófico derivado do cérebro); hormônios como estrogênio, testosterona e hormônio da tireoide; e nutrientes como vitamina B12, vitamina D e DHA (ácido docosa-hexaenoico) de gordura ômega-3. A meta para gorduras ômega-3 é no mínimo 10% (índice de ômega-3), e a proporção entre gorduras ômega-6 inflamatórias e gorduras ômega-3 anti-inflamatórias é de 1:1 a 4:1. Se você estiver a caminho de 10:1 ou 15:1 para ômega-6:ômega-3, que é comum com dietas americanas padrão, pode estar ingerindo demasiada gordura inflamatória e prejudicial.

Um modo fácil e ao alcance de todos de acompanhar o status nutricional é o site chamado Cronometer.[7] Ele monitora não apenas macronutrientes, como proteínas, carboidratos e gorduras, mas também micronutrientes, como vitamina D e colina. Caso você experimente esse site, talvez descubra o mesmo que tantos de nós descobrimos — que não estamos obtendo nutrientes e minerais essenciais suficientes, como colina, zinco, magnésio, iodo, gorduras ômega-3 e fibras. Todos eles desempenham papéis importantes e comprovados na cognição: a colina, por exemplo, é necessária para a síntese do neurotransmissor mais importante ligado à memória, a acetilcolina. Deveríamos absorver cerca de 550 mg de colina por dia, que é obtida de alimentos como ovos, fígado, carne, feijão e frutos oleaginosos ou de suplementos com citicolina ou alfa--GPC (alfa-glicerilfosforilcolina).

Você pode verificar seus hormônios facilmente, bem como seus níveis nutricionais, e usá-los para otimizar os vários ingredientes de suporte cerebral.[8] Entretanto, não existem ensaios clínicos para níveis cerebrais de NGF e BDNF, embora haja um exame para níveis séricos do BDNF.[9] Você pode aumentar seu NGF com acetil-L-carnitina ou *Hericium erinaceus* (cogumelo juba-de-leão) e aumentar seu BDNF com exercícios e/ou extrato integral de frutas de café (WCFE).

Uma contribuição recente a essa lista de fatores de crescimento, hormônios e nutrientes cruciais para o cérebro é mais um tipo de gordura de suporte da cognição chamado plasmalógenos.[10] Eles são reduzidos em pacientes com Alzheimer, e o restabelecimento dos níveis normais promete ser parte de um protocolo efetivo para prevenir e reverter o declínio cognitivo (como mencionado na história de Julie, no capítulo 7). O bioquímico dr. Dayan Goodenowe e a empresa Prodrome atualmente oferecem avaliação para os níveis de plasmalógenos, bem como os suplementos para elevar esses níveis.[11] Os índices de plasmalógenos também podem ser aumentados com frutos do mar, como mariscos.

Finalmente, você pode querer falar com seu médico sobre peptídeos com efeitos tróficos. Há um notável potencial em muitos deles, especialmente quando ministrados por inalação de modo a potencializar a absorção cerebral. Infelizmente, alguns foram testados apenas como monoterapias, e portanto não seria esperado que gerassem grande efeito sem enfrentar outros aspectos do processo neurodegenerativo. Alguns exemplos desses peptídeos neurotróficos incluem Cerebrolysin,[12] Davunetide[13] e timosina beta-4.[14]

Perceba quantos fatores subótimos diferentes podem contribuir para a rede de deficiências chamada doença de Alzheimer. Assim como é necessária a coordenação de muitos departamentos complementares distintos para fazer uma empresa funcionar bem, exige-se a coordenação de muitos sistemas e funções diferentes para a cognição se sustentar. O fornecimento da energia necessária envolve oxigenação, fluxo sanguíneo, cetonas e suporte mitocondrial; a isso devem-se aliar a sensibilidade à insulina e o suporte trófico, bem como as demais funções críticas discutidas a seguir.

4. Resolução da inflamação e prevenção de novas inflamações

A pandemia de covid-19 serviu para lembrar a todos como a inflamação pode ser destrutiva, na medida em que muitas mortes têm sido atribuídas à tempestade de citocinas associadas à inflamação. A inflamação associada ao Alzheimer e ao pré-Alzheimer (MCI e SCI) é, sem dúvida, muito mais crônica e inclui a produção do próprio amiloide. Logo, enquanto a inflamação estiver presente, você continua a produzir o amiloide associado ao Alzheimer e está sob risco de declínio cognitivo contínuo. Por outro lado, resolver a inflamação é um processo paliativo eficaz como parte do protocolo geral.

Você pode conferir seu status inflamatório realizando um exame de sangue para hs-PCR (proteína reativa-C de alta sensibilidade, também conhecida como PCR cardíaca). O melhor é ter hs-PCR abaixo de 0,9 mg/dL. Exames adicionais, opcionais, para inflamação incluem proporção A/G (albumina para globulina: objetivar 1,8 ou mais elevado), ESR (taxa de sedimentação de eritrócitos), TNF-alfa (fator de necrose tumoral alfa), IL-6 (interleucina 6) e ferritina (que é uma proteína de armazenamento de ferro, mas também aumenta com a inflamação), entre outras coisas.

Há três passos para remover a inflamação como fator contribuinte do declínio cognitivo:

1. Resolver a inflamação atual
2. Remover a(s) fonte(s) da inflamação
3. Prevenir nova inflamação

Você pode resolver a inflamação atual com SPMs (mediadores especializados de pró-resolução), vendidos sem necessidade de receita. Por outro lado, pode usar altas doses de gorduras ômega-3, como 2 a 4 gramas de ômega-3 de óleo de peixe ou de krill. Normalmente, tomar os SPMs por um ou dois meses é suficiente para acabar com a inflamação.

Mas é crucial identificar a fonte da inflamação, de modo que sua recorrência possa ser evitada. Para uns, pode ser a síndrome metabólica (que combina a inflamação a aumento do colesterol, LDL e triglicérides; resistência à insulina; aumento da gordura abdominal; hipertensão); para outros, intestino permeável, patógenos orais ("permeabilidade da gengiva" devido a gengivite ou periodontite), sinusite crônica ou infecções como doença de Lyme ou qualquer outra cujo vetor seja o carrapato. Tudo isso pode ser identificado com exames de sangue padronizados, exames de fezes, culturas de seios nasais e um teste OralDNA para o microbioma oral. Além do mais, dormir mal está associado a inflamação, como já observado, de modo que verificar e otimizar o sono também é importante.

A síndrome metabólica é reversível com uma dieta anti-inflamatória livre de carboidratos, jejum (doze a dezesseis horas toda noite ou um dia por semana) e exercícios, que são ainda melhores se combinados à cura intestinal (efetuada com caldo de mocotó ou DGL — alcaçuz desglicirrizado — e ProButyrate). O intestino permeável é em geral tratável com uma combinação de cura intestinal e tratamento dos patógenos envolvidos na disbiose, como a *Candida*. Patógenos orais podem ser tratados com uma combinação de pasta de dente Dentalcidin e antisséptico bucal, probióticos orais (por exemplo, Revitin) e o encaminhamento a um especialista em odontologia sistêmica. Para organismos específicos, como na sinusite por fungos, ou organismos transmitidos pelo carrapato, o tratamento com antimicrobianos dirigidos é crucial para eliminar a fonte da inflamação.

Anti-inflamatórios também ajudam a prevenir futura inflamação. Eles incluem gorduras ômega-3, como EPA (ácido eicosapentaenoico), curcumina, gengibre, ácido alfa-lipoico e dietas anti-inflamatórias, entre outras coisas. A naltrexona em baixa dosagem (LDN) também reduz a inflamação e serve de suporte para o sistema imune, assim como o peptídeo timosina alfa-1. Geralmente evitamos aspirina e outros inibidores de COX (ciclo-oxigenase) devido a seus efeitos colaterais prejudiciais para a parede intestinal e os rins.

5. Tratamento de patógenos, otimização de microbiomas

Como observado, a inflamação crônica associada ao declínio cognitivo da doença de Alzheimer pode ser causada por infecções crônicas. Na verdade, o beta-amiloide que se acumula no cérebro de pacientes de Alzheimer revelou- -se um peptídeo antimicrobiano; assim, conforme você combate essas várias infecções, integra o amiloide do Alzheimer à estratégia de seu corpo para combater os agentes infecciosos.[15] Portanto, identificar e combater essas várias infecções representa mais uma parte importante do protocolo otimizado para reversão do declínio cognitivo.

Alguns agentes infecciosos associados à doença de Alzheimer incluem, como mencionei no capítulo anterior, *Herpes simplex* (bolhas labiais), HHV- -6A (um vírus do *Herpes* que pode penetrar pelos seios nasais) e outros vírus de *Herpes* familiares, *Porphyromonas gingivalis* (da dentição ruim), *Borrelia* (da doença de Lyme), outras infecções pelo carrapato (*Bartonella, Babesia, Ehrlichia*), outras espiroquetas, como *Treponema denticola* (outro patógeno oral), e fungos variados, como o fermento *Candida* e mofos como *Stachybotrys, Penicillium, Aspergillus* e *Chaetomium*. Seu médico pode pedir esses exames em cultura ou testes de anticorpos e a seguir iniciar tratamentos específicos voltados a cada patógeno identificado.

Além da destruição dos patógenos, é importante fazer o suporte dos micro- biomas saudáveis, utilizando probióticos ou prebióticos. Há probióticos dispo- níveis para o microbioma intestinal, oral e dos seios da face. Esses microbiomas otimizados, por sua vez, exercem inúmeros efeitos salutares, como a inibição de patógenos, a produção de substâncias metabólicas vitais e o fortalecimento das barreiras fisiológicas. Os prebióticos — alimentos que dão suporte ao microbio- ma — estão presentes em alimentos (como aspargo, cebola, alho, alho-poró e folhas de dente-de-leão) ou em suplementos (como fibra de *psyllium* orgânico e raiz de konjac de PGX).

6. Detox

A área de especialização mais difícil de dominar na reversão do declínio cognitivo é a desintoxicação, e pacientes que sofrem de exposição tóxica grave são os mais difíceis de tratar com sucesso. Porém, com perseverança, atenção aos detalhes e ajustes contínuos, muitos conseguem evoluir e sustentar a melhora.

As toxinas às quais estamos todos expostos recaem em três grupos: (1) metais e outras toxinas inorgânicas, como poluição do ar; (2) toxinas orgânicas, como benzeno, tolueno e glifosato; (3) biotoxinas, isto é, toxinas de organismos, como as micotoxinas produzidas por variedades de mofo. Somos expostos a toxinas e intoxicantes em nossas casas e locais de trabalho quando há a presença de bolor, na poluição aérea que respiramos, nos alimentos carregados de pesticidas e herbicidas que ingerimos, nos produtos de beleza que usamos, na água impura que bebemos, nas impressoras e outros dispositivos eletrônicos em nossos lares e até em recibos de compras e outros objetos que tocamos. Além disso, há potenciais "toxinas físicas" como os ubíquos sinais de Wi-Fi a que somos expostos.

Você pode conferir seus níveis de metais usando o Quicksilver, que tem um Tri-Teste para mercúrio e um teste de múltiplos metais para outros como chumbo, cádmio, ferro e cobre, bem como o metaloide arsênico. Você também pode investigar em sua casa ou local de trabalho a presença de mofos específicos que produzem micotoxinas, como *Stachybotrys*, *Aspergillus*, *Penicillium*, *Chaetomium* e *Wallemia*, obtendo uma pontuação ERMI (Índice de Mofo Relativo da Agência de Proteção Ambiental dos Estados Unidos; meta <2) ou a pontuação HERTSMI-2 (Lista dos Efeitos na Saúde de Formadores Tipo-Específicos de Micotoxinas e Inflamógenos — 2ª versão; meta <11). Eles podem ser obtidos no site mycometrics.com ou via outros grupos de teste de mofo.

Além dos testes diretos para toxinas, ajuda saber como você está reagindo a uma eventual exposição (e todos sofremos exposição a toxinas em algum grau, infelizmente) e se seus genes contribuem para a desintoxicação ou nem tanto. Isso se reflete em sua ativação imune, medida pelo C4a, TGF-beta-1 (fator transformador de crescimento beta-1) e pela MMP-9 (matriz metaloprotease-9); seu status de desintoxicação, medido pelo nível de glutationa e por exames de efeitos de toxina em seu fígado, rins e sangue (como ALT, AST, GGT, creatinina, BUN, contagem de plaquetas, contagem de leucócitos e hematócritos); e sua genética de desintoxicação (por exemplo, do IntellxxDNA ou do 23andMe com Promethease ou do Genetic Genie).

Para desintoxicação, há diretrizes básicas que podem ser adotadas por todos:

- Água filtrada, 1 a 4 litros diários.
- Suar, seja com exercícios ou sauna (preferencialmente infravermelha) ou qualquer outra coisa, seguido de ducha com sabonete atóxico como o de castela, uma forma excelente de reduzir a carga tóxica.
- Dieta preponderantemente vegetariana rica em fibras, com vegetais desintoxicantes, como brócolis, couve, couve-de-bruxelas, couve-flor, repolho, limão, gengibre, alho, alcachofra e beterraba.
- Suplementos desintoxicantes, como sulforafano, vitamina C e guggul.
- Ingestão de frutas e vegetais orgânicos, especialmente no caso dos Dirty Dozen do Environmental Working Group, que representam a maior exposição a pesticidas: morangos, espinafre, couve, nectarina, maçã, uva, pêssego, cereja, pera, tomate, aipo e batata. Por outro lado, os Clean Fifteen do EWG são uma preocupação menor na exposição a pesticidas porque são mais protegidos do que os Dirty Dozen, e portanto a compra de orgânicos não é tão importante: abacate, milho verde, abacaxi, cebola, papaia, ervilhas congeladas, berinjela, aspargo, couve--flor, melão-cantaloupe e amarelo, brócolis, cogumelos, repolho e kiwi.
- Evite comer peixes com elevado teor de mercúrio; são os peixes de vida longa e boca grande (e portanto no topo da cadeia alimentar), como atum, cação e peixe-espada. Concentre-se em vez disso nos seguintes peixes: salmão, cavalinha (mas não cavala), anchovas, sardinhas e arenque.
- Evite a ingestão de dementógenos na comida, como pesticidas e herbicidas (incluindo glifosato) de frutas e vegetais que não sejam orgânicos, acrilamida em chips e fritas, arsênico tratado a calor em algumas carnes de frango e certos tipos de arroz, antibióticos e hormônios em algumas carnes, bisfenol A (BPA) nos alimentos enlatados, gorduras trans em muitos alimentos fritos e assados, nitritos e nitratos em salsichas e outras carnes embutidas, sulfatos em alimentos processados, conservantes e tinturas, bem como açúcar, xarope de milho com elevado teor de frutose e outros carboidratos simples.
- Evite processos de cocção que produzam derivados tóxicos, como carne excessivamente passada, óleos tratados a calor e óleos com gordura trans.

- Evite amálgamas dentários de material com elevado teor de mercúrio.
- Use filtro HEPA, como IQAir, filtrando tanto partículas como gases. Para quem foi exposto aos incêndios da Califórnia ou a outras formas de poluição do ar, é especialmente importante ter filtros HEPA operando quando a qualidade do ar é ruim.
- Evite fumar ou ser fumante passivo.
- Evite anestesia geral na medida do possível e, como preparativo para uma anestesia geral, otimize a glutationa e a desintoxicação geral.
- Concentre-se na respiração diafragmática (respirar pela barriga em vez de usar os músculos intercostais do peito) e inale pelo nariz, não pela boca.
- Evite toxinas em produtos de saúde e beleza. O aplicativo Think Dirty lhe dará uma ideia de quais toxinas estão presentes em cada produto. Você também pode consultar as recomendações do banco de dados do Environmental Working Group.
- Evite toxinas como ftalatos, dioxinas, cloreto de vinila e BPA em plásticos, e em lugar disso use recipientes feitos de um material como vidro. Lembre que os papeizinhos de recibos eletrônicos também são uma fonte de BPA.
- Evite o chumbo de algumas tintas e encanamentos velhos.
- Gerencie o estresse, uma vez que o declínio cognitivo relacionado a toxinas está associado à hipersensibilidade ao estresse, muitas vezes levando a retrocessos na cognição.
- A massagem pode ajudar a melhorar o fluxo linfático, bem como o suporte da desintoxicação.
- Dê suporte aos órgãos envolvidos na desintoxicação — fígado e rins. Para o fígado, leite de cardo ajuda, e algumas pessoas também incluem curcumina, TUDCA (ácido tauroursodesoxicólico), maçã orgânica (que contém pectina, um agente que se liga a toxinas e ajuda a eliminá-las), noz, abacate, ovos de galinhas de criação livre, sardinhas, vegetais crucíferos, verduras, alcachofra e óleo de peixe. Para os rins, suco de beterraba, gingko, mirtilo, gotu kola e citrato de magnésio são úteis.

Além dessas práticas gerais, elimine toxinas específicas identificadas como tricotecenos (do mofo *Stachybotrys*), mercúrio orgânico (de frutos do mar) ou benzeno. Para biotoxinas, há livros excelentes escritos pelo dr. Ritchie

Shoemaker e pelo dr. Neil Nathan.[16,17] Para quimiotoxinas, o dr. Joseph Pizzorno escreveu um manual incrível, *The Toxin Solution* [A solução das toxinas].[18]

Sei que o modo como falo faz parecer que as toxinas estão por toda parte e são inevitáveis, mas não se esqueça de que se trata de uma situação dinâmica. Somos todos expostos constantemente, mas também nos desintoxicamos constantemente, assim a meta aqui é apenas reduzir a exposição a toxinas o suficiente e aumentar o bastante a capacidade desintoxicante para estar do lado certo do equilíbrio, em vez de acentuar sua carga tóxica geral de maneira contínua. A redução de sua carga tóxica vai reduzir seu risco de declínio cognitivo, câncer, diabetes e outras enfermidades crônicas.

7. Estímulo

Assim como malhar melhora sua saúde física, o estímulo cerebral em todas as suas formas frequentemente está associado aos melhores resultados para pessoas que sofrem de declínio cognitivo. Há vários métodos diferentes de estímulo, todos os quais mostraram algum benefício. O treinamento cerebral, tal como oferecido pelo BrainHQ (e seus inúmeros programas, como Hawk Eye e Double Decision) ou pelo Elevate, representa uma forma de estímulo cerebral. Para melhores resultados, evite grandes estresses durante o treinamento — se não for possível fazer trinta minutos de três a quatro vezes por semana sem muito estresse, tente aumentar aos poucos. Uma estimulação leve, como a fornecida pela Vielight (a versão gama foi projetada para pessoas com declínio cognitivo) ou a estimulação a laser, representa outra forma. A estimulação magnética, como MeRT, representa um terceiro método de estímulo cerebral. A estimulação sonora (que parece funcionar melhor na faixa de 40 hertz) é um quarto método.

8. Suporte imunológico

Tanto na covid-19 como no Alzheimer, um grau elevado de inflamação combinado a uma resposta imune adaptativa fraca está associado a resultados ruins. Logo, queremos remover quaisquer fatores inflamatórios identificados como os patógenos descritos no ponto 5 e quaisquer biotoxinas comentadas no ponto 6, minimizar a inflamação e fornecer suporte ao sistema imune adaptativo. Isso inclui otimizar os níveis de vitaminas A, C e D (com K2), zinco, quercetina, N-acetilcisteína, glutationa, ácido R-lipoico e beta-glucano. Além disso, evite os aspectos do estilo de vida que são prejudiciais para sua imunidade, incluindo estresse crônico (períodos de estresse agudo com resolução estão longe de serem tão nocivos quanto o estresse crônico) e sono de má qualidade.

9. Redução do beta-amiloide

O beta-amiloide — que virou o vilão da doença de Alzheimer e é removido com os anticorpos (como solanezumab, crenezumab e aducanumab) sem melhorar a saúde do paciente — é uma resposta antimicrobiana protetora. Logo, removê-lo sem primeiro remover as várias agressões é potencialmente perigoso, e de fato tivemos vários pacientes cuja cognição se deteriorou ao longo do tempo com a administração de anticorpos.

Entretanto, como observado anteriormente, a ideia de reduzir o amiloide *após* remover as diversas agressões identificadas é atraente, e é aqui que as medicações antiamiloide podem se revelar muito valiosas (embora apenas o aducanumab tenha sido aprovado, e de maneira acelerada, então a aprovação pode ser revogada caso não atenda a expectativas de benefício clínico). Além do mais, há outros agentes úteis para reduzir a carga do amiloide, como curcumina, unha-de-gato, ashwagandha, resveratrol e gorduras ômega-3.

10. Sinaptogênese e regeneração

Após os vários fatores de contribuição listados aqui terem sido tratados, devemos lembrar que a maioria das pessoas com declínio cognitivo perde milhões de conexões sinápticas antes de procurar ajuda. Logo, dar suporte às sinapses remanescentes, incrementando a função das que estão presentes, mas não mais funcionais, e tentar restaurar sinapses perdidas são objetivos preponderantes.

Parte desse suporte está descrito no item 3: fornecer suporte trófico por meio de fatores de crescimento (como BDNF e NGF), hormônios e nutrientes. Além disso, células-tronco podem ajudar na regeneração e estão sendo feitos ensaios clínicos com células-tronco para pacientes de Alzheimer.[19] Porém, ministrar células-troncos sem tratar as causas presentes do Alzheimer é como tentar construir uma casa enquanto ela pega fogo — você provavelmente terá resultados melhores se primeiro apagar o incêndio e só então começar a reconstrução. Assim, mesmo que os atuais ensaios clínicos fracassem, pode ser produtivo determinar se células-tronco são eficazes após a remoção dos vários fatores do declínio cognitivo.

Há três tipos de abordagem envolvendo células-tronco: células-tronco embrionárias, células-tronco mesenquimais e células-tronco pluripotentes induzidas (CTPI). Todas as três guardam promessa a longo prazo, embora as CTPI enfrentem obstáculos de segurança, como provar que não representam risco de formação de tumores. Enquanto isso, os ensaios clínicos estadunidenses em andamento são listados no site ClinicalTrial.gov.

RESUMO

A prevenção e a reversão do declínio cognitivo atualmente são uma realidade para muitas centenas de pessoas, assim como para os sete sobreviventes neste livro. Hoje compreendemos quais são as causas do declínio cognitivo, de modo que podemos identificá-las e tratá-las com sucesso. Isso não é fácil — na verdade, como é o caso com máquinas complicadas, países ou órgãos, há muitos sistemas coordenados que devem estar intactos e trabalhando em capacidade total —, mas é exequível para quase qualquer pessoa acompanhada de um médico experiente, um *health coach* cognitivo (que em alguns casos pode ser o cônjuge, um parente ou um amigo) e determinação.

Dispomos de uma capacidade sem precedentes de acompanhar nossos parâmetros fisiológicos fundamentais a fim de otimizar a saúde cerebral — pressão arterial, saturação de oxigênio, quantidade e qualidade do sono, batimento e taxa de variabilidade cardíaca, testes genéticos, ingestão nutricional, índice de massa corporal, glicose em jejum, nível cetônico, gasto calórico, genoma, avaliação cognitiva e microbiomas, entre outros parâmetros. Isso nos ajuda a otimizar nossa função do sistema nervoso e a prevenir o declínio, bem como a descobrir com tempo de sobra se precisamos consultar um médico em vez de esperar até o processo neurodegenerativo se instalar por décadas. Essa combinação faz da demência algo opcional, em vez de inexorável, e pode de fato ajudar a fazer do Alzheimer uma doença rara, como deveria ser.

Todos os mecanismos críticos subjacentes ao declínio cognitivo podem ser aferidos e tratados:

- Energéticos
- Sensibilidade à insulina
- Suporte trófico
- Inflamação
- Patógenos
- Toxinas
- Estímulo cerebral
- Suporte imunológico
- Beta-amiloide
- Regeneração

O mais importante é que você não precisa fazer tudo à perfeição para ter um excelente resultado. Apenas ultrapassar o limiar é o bastante para começar a perceber a melhora cognitiva. Depois continue a melhorar fazendo a otimização constante ao longo do tempo.

11. Adaptação, aplicação: Funciona com outras doenças?

Ninguém espera que você termine sua obra-prima em sua vida;
mas você tampouco está isento.
Rabino Tarfon

Se forço os limites? Eu os ultrapasso.
Garry McFadden, *I Am Homicide*

Quando eu terminava minha formação em neurologia, um famoso ganhador do prêmio Nobel visitou nossa universidade à procura de um neurologista recém-formado para um projeto que tinha em mente. Sua esposa fora diagnosticada com uma rara enfermidade neurodegenerativa e ele queria contratar alguém para correr o mundo em busca de tratamentos inortodoxos que pudessem ajudá-la. Fiquei comovido com seu carinho pela esposa e, quando o conheci, ele observou que pouquíssimas alternativas terapêuticas haviam sido aplicadas com alguém na situação dela, então como alguém poderia saber que algum tratamento relativamente inequívoco não fora negligenciado? Seu argumento fazia sentido. Talvez estivéssemos todos deixando escapar algum padrão básico, conceito ou abordagem terapêutica que nos permitisse tratar com sucesso as várias doenças neurodegenerativas. Nossa pesquisa sugeria que esse podia mesmo ser o caso.

Uma das perguntas mais comuns que escuto é se a abordagem do ReCODE que desenvolvemos para o declínio cognitivo é eficaz para outras doenças neurodegenerativas, como Parkinson, demência por corpos de Lewy e esclerose lateral amiotrófica (ELA). Embora ainda não disponhamos de dados suficientes para determinar a resposta a essa questão, não obstante emerge um padrão que, assim espero, nos apontará na direção certa para a prevenção e reversão do declínio em cada uma dessas doenças neurodegenerativas.

Primeiro, é importante distinguir entre doenças para as quais há um tratamento efetivo — como algumas formas de câncer — e aquelas para as quais ele não existe. As doenças neurodegenerativas entram nessa segunda categoria e, na verdade, representam a área de maior fracasso biomédico em se tratando de terapias. Isso significa que o atual padrão de cuidados é pouco útil, portanto aderir a ele é garantia de fracasso. Uma alternativa é participar de um ensaio clínico para uma substância candidata a nova medicação; entretanto, essas candidatas têm se revelado em maioria malsucedidas (o índice de falha é superior a 99%), de modo que a probabilidade de que uma única droga, usada sozinha, como monoterapia, reverta o processo neurodegenerativo é extremamente baixa, sobretudo porque normalmente há múltiplas causas subjacentes.

Uma segunda alternativa é usar uma abordagem de medicina de precisão, determinar a causa e os fatores de contribuição individuais na raiz do problema e então tratar cada um. Em última análise, a combinação de medicamentos dirigidos e programas personalizados representa a melhor esperança, mas para chegar lá devemos "ultrapassar os limites" — a insistência em medicações isoladas que ignoram a causa da doença. A fim de adotar essa abordagem da medicina de precisão, precisamos compreender que fatores estão acelerando o processo neurodegenerativo em cada doença e, além disso, para cada pessoa. É aí que a pesquisa nos informa.

As coisas que aprendemos em nossos trinta anos de pesquisa sobre o processo neurodegenerativo levaram a uma nova teoria: o Desencontro, uma teoria unificada da neurodegeneração. Ela funciona assim: para cada rede funcional do cérebro, há ofertas e procuras, e elas variam de um lugar para outro. Você já leu sobre algumas ofertas necessárias para a produção e a manutenção das sinapses — a plasticidade —, que são afetadas na doença de insuficiência crônica que chamamos doença de Alzheimer, como fatores tróficos, hormônios, nutrientes, energia e sensibilidade à insulina. Outras unidades funcionais do cérebro exigem diferentes ofertas e, é claro, há algumas sobreposições. Do outro lado da equação, cada região tem suas próprias procuras, com base nas exigências para atividade neuronal, reparo estrutural e manutenção. Assim, cada área exibe um equilíbrio único de ofertas e procuras. O desencontro crônico ou repetido entre oferta e procura — isto é, o fracasso da oferta em se manter à altura da procura — resulta no processo neurodegenerativo, uma redução programada que representa uma tentativa de realinhar a procura com a oferta disponível.

Se uma teoria é precisa, então não apenas deveria ser compatível com os dados publicados de diferentes áreas, como epidemiologia e bioquímica, mas também deveria fazer previsões acertadas, como estabelecer a melhor forma de prevenir, deter ou reverter o problema. Testemos a teoria do desencontro com um exemplo. Há uma doença neurodegenerativa que é na verdade mais comum do que a doença de Alzheimer — cerca de 11 milhões de americanos sofrem dela, o dobro da quantidade de pacientes de Alzheimer, e cerca de 170 milhões no mundo todo: trata-se da degeneração macular relacionada à idade (DMRI). A DMRI é a principal causa de perda visual não tratável em pacientes acima de cinquenta anos.

A mácula, uma parte da retina no fundo dos seus olhos, é responsável pela precisão da sua visão central, e podemos compará-la a uma Ferrari correndo a mais de trezentos por hora o tempo todo: é a parte mais metabolicamente ativa do seu corpo. Toda vez que chega luz a seus olhos, suas duas máculas (uma em cada olho) estão ativas, e isso exige não só uma tremenda quantidade de energia como também uma remoção ativa do lixo: as próprias células reagindo à luz — fotorreceptoras — descartam suas extremidades diariamente (e criam novas!), cheias de lixo que é devorado pelas células de apoio delas, chamadas células epiteliais pigmentares da retina (RPE). Isso é um pouco como essa Ferrari a trezentos por hora necessitando de frequentes trocas de óleo para manter um funcionamento constante e tranquilo. Portanto, qualquer coisa que aumente a procura — como excesso de luz de alta energia (azul ou violeta) ou viver perto do equador (com luz do sol mais intensa) — aumenta o risco de degeneração macular. Similarmente, qualquer coisa que reduza as ofertas necessárias para essa atividade intensa — como oxigenação ruim por apneia do sono,[1] viver em altitude elevada ou fumar cigarros — também aumenta o risco.[2] Além do mais, o desencontro está diretamente ligado à própria resposta inflamatória associada à degeneração macular.

Assim o tema é o mesmo, mas as especificidades são diferentes na doença de Alzheimer e na degeneração macular. O Alzheimer é uma doença da neuroplasticidade resultante de um desencontro no suporte sináptico necessário para as modificações sinápticas altamente exigentes requeridas para as contínuas respostas dinâmicas e plásticas; ao passo que a degeneração macular é uma doença de insuficiência energética resultante de um desencontro entre a procura singularmente elevada da mácula e as limitações impostas à oferta devido a oxigenação reduzida, fluxo sanguíneo reduzido, inflamação, toxinas (assim como os dementógenos contribuem para o declínio cognitivo, os anapsógenos podem contribuir para a perda de visão), deficiência nutricional ou outros fatores. De modo que a degeneração macular não se deve a plasticidade, crescimento ou mudança constante; deve-se a uma procura quase constante e muito elevada. Mas em ambos os casos aumentar a oferta e reduzir a procura representa uma abordagem racional tanto para a prevenção como para a amenização, e em ambos os casos o arsenal para isso é amplo e específico aos motivos subjacentes.

Analogamente, tem sido repetidamente comprovado que a doença de Parkinson está associada a uma falha energética de uma parte específica das mitocôndrias, um conjunto de proteínas diretamente envolvido com a produção energética chamado complexo I. Qualquer coisa que iniba esse complexo — como o inseticida paraquat, o inseticida/piscicida rotenona ou a impureza da droga de rua MPTP — pode levar ao mal de Parkinson. Isso indica que a modulação motora — o ajuste fino perdido no Parkinson — é criticamente dependente da função mitocondrial otimizada, mais do que qualquer outro sistema no corpo. Não surpreende, portanto, que a resposta à insuficiência nesse sistema seja tornar-se mais lento, perdendo o ajuste fino e desse modo desenvolvendo um andar lento e irregular, desequilíbrio e tremores que revelam falta de estabilidade em repouso.

O Parkinson está normalmente associado à toxicidade química, não originada de dementógenos ou anopsógenos, mas de tremorógenos. Assim, a doença de Alzheimer representa um desencontro trófico, a degeneração macular, um desencontro metabólico, e o Parkinson, um desencontro mitocondrial energético. Otimizar a prevenção e o tratamento da doença de Parkinson, portanto, envolve identificar as toxinas mitocondriais presentes em cada um, fazer a desintoxicação e oferecer suporte para o sistema envolvido (o sistema nigrostriatal de neurônios dopaminérgicos), com fatores tróficos dirigidos (como o GDNF), suporte neurotransmissor (precursores de dopamina como os encontrados em *Mucuna pruriens*), uma dieta cetogênica rica em plantas (KetoFLEX 12/3), resolução da inflamação e eliminação dos inflamógenos, exercícios, tratamento da apneia do sono (e otimização da oxigenação noturna), cura intestinal, probióticos e prebióticos, suporte mitocondrial e, nos casos apropriados, células-tronco.

A esclerose lateral amiotrófica (ELA) é outra doença motora e portanto uma "prima" do Parkinson. Em vez de afetar a sintonia fina dos movimentos, ela afeta a força em si, uma vez que os neurônios motores que vão diretamente do cérebro para a medula espinhal — os neurônios motores superiores — e os que vão da medula espinhal para os músculos — os neurônios motores inferiores — degeneram na ELA, desse modo deixando os músculos estriados sem input neural para o movimento voluntário. Mais uma vez ocorre desencontro, e nesse caso é como o uso prolongado de cocaína — os neurônios basicamente dançam até morrer. Esse fenômeno é chamado de "excitotoxicidade". Os neurônios são estimulados e excitados pelo neurotransmissor glutamato, que é maravilhoso contanto que o estímulo seja limitado pela inativação rápida (realizada pelas células de apoio dos neurônios, as células gliais, que rapidamente absorvem o glutamato e o convertem na inofensiva glutamina). Porém, se o glutamato não for removido com rapidez, os neurônios ficam superestimulados e exauridos, e morrem. Quem disse que o excesso de uma coisa boa não faz mal? Assim, tudo que tenha o efeito, direto ou indireto, de aumentar a sinalização de glutamato pode aumentar o risco de ELA — como expor-se a toxinas similares ao glutamato, comprometer o sistema de remoção, estender a liberação de glutamato (como ocorre em um ataque epiléptico), remover as células de limpeza do glutamato, intensificar a sinalização do glutamato dentro dos neurônios. Por exemplo, o cientista pesquisador Paul Cox e sua equipe descobriram que a exposição a uma molécula que mimetiza o glutamato chamada L-BMAA (L-beta-metilamino-alanina) está associada ao desenvolvimento de ELA nos habitantes de Guam. Acontece que a origem da L-BMAA eram morcegos frugívoros, uma iguaria em Guam, e esses animais concentram a L-BMAA após ingerir as sementes de cicadácea contendo a substância. Fora de Guam, porém, muita gente no mundo todo também é exposta à L-BMAA, não por se alimentar de morcegos (a maioria não faz isso), mas porque somos expostos a cianobactérias, um tipo de bactéria produtora de L-BMAA que normalmente vive em lagos.

Felizmente, o dr. Cox e seus colegas desenvolveram um potencial tratamento para a exposição a L-BMAA, atualmente em fase de ensaios clínicos. Ele é feito com um aminoácido chamado L-serina e, quando ministrado numa dose elevada, superior a 30 gramas diários, compete com a L-BMAA, reduzindo assim a excitotoxicidade. Uma vez que ainda não sabemos quantos casos de esclerose lateral amiotrófica são de fato devidos à exposição à L-BMAA, e uma vez que pode haver muitos outros fatores de contribuição, talvez seja necessário mais do que a L-serina para um tratamento bem-sucedido da ELA; não obstante, é uma abordagem promissora, e ficamos na torcida pelo sucesso dos ensaios clínicos.

Como mencionei, podemos chegar ao mesmo lugar — efeito excessivo do glutamato — por vias diversas, seja adicionando um imitador como a L-BMAA, seja interferindo com a limpeza, seja mediante outro mecanismo. Uma toxina a que somos todos expostos aumenta o glutamato por meio de múltiplos mecanismos: essa toxina é o glifosato, que está presente na maioria dos nossos cultivos e já reside no corpo da maioria das pessoas. O glifosato aumenta a quantidade de glutamato liberada de nossos neurônios *além de* reduzir a eliminação deles *e também* reduzir o processo de desintoxicação em si.[3] Além do mais, o glifosato tem efeito bactericida, alterando nosso microbioma intestinal e aumentando a permeabilidade intestinal, liberando assim o componente bacteriano LPS (lipossacarídeo) em nossa circulação, que acentua a toxicidade do glutamato, de modo que esses múltiplos efeitos do glifosato representam uma combinação potencialmente das mais perigosas.

Existem muitos outros fatores de risco para a esclerose lateral amiotrófica, como exposição a chumbo, uso de estatina, DDT, testosterona baixa, trabalhos em usinas de energia ou no exército, exposição a solventes ou radiação, níveis de zinco aumentados, deficiência de cobre, algumas infecções crônicas etc. Logo, um programa otimizado para ELA pode incluir desintoxicação (de metais, orgânicos, biotoxinas), aumento da glutationa, corte da exposição a toxinas identificadas, cura intestinal, probióticos e prebióticos, inibição de glutamato, identificação e tratamento de patógenos crônicos, suporte trófico para os neurônios motores, suporte hepático (o fígado apresenta sinais de esteatose, "fígado gordo", em mais de 70% dos pacientes com ELA),[4] redução da homocisteína, descontinuação das estatinas se possível, otimização hormonal, cetonas exógenas, redução da ingestão de aminoácidos e proteção antioxidante. Como para outras doenças neurodegenerativas, as células-tronco — por exemplo, células-tronco derivadas de tecido adiposo — também se mostraram valiosas.

Desse modo, como traduzir em um programa de tratamento personalizado prático e eficaz a teoria de cada doença neurodegenerativa e a grande quantidade de informação reunida a partir de estudos epidemiológicos, genéticos, patológicos, toxicológicos, microbiológicos, imunológicos e outros estudos básicos? É aí que o conceito da parceria paciente/pesquisador entra em jogo como um mecanismo altamente eficaz. Na verdade a ideia de *biohacking* — alterar sua bioquímica com suplementos específicos, dieta, exercício ou outras coisas que "reprogramem" o organismo — existe há anos e muita gente sem formação médica já criou o próprio tratamento para doenças diversas, efeitos antienvelhecimento, aumento cognitivo e outras coisas. Em uma área em que não há tratamento efetivo e em que os ensaios clínicos fracassaram repetidamente, tais "cientistas cidadãos" e "cidadãos médicos" podem identificar novas abordagens que complementem as pesquisas atuais, e de fato há numerosos exemplos de sucessos anedóticos em casos de doenças neurodegenerativas (ver, por exemplo, healingals.org).

Para além do *biohacking*, porém, associar os pesquisadores aos interessados em *biohacking* e necessitando de um tratamento inexistente, ou de prevenção, no atual cenário médico garante o *biohacking* orientado, que já se revelou um sucesso no tratamento do declínio cognitivo, como atestado por alguns relatos de sobreviventes neste livro. Logo, os interessados em *biohacking*, nessas circunstâncias em que o padrão de cuidados não tem nada eficaz a oferecer, podem considerar uma parceria com pesquisadores interessados — que podem atuar em pesquisa básica, pesquisa clínica ou outras áreas do conhecimento — para otimizar o tratamento e a prevenção de uma forma financeiramente efetiva. Essa é a meta do Projeto Arca: assim como a arca de Noé embarcou os indivíduos de dois em dois, o Projeto Arca procura identificar uma parcela muito pequena de indivíduos que estão muito no início do processo de doenças neurodegenerativas nos demais aspectos intratáveis, como ELA, demência por corpos de Lewy ou degeneração macular. O plano, assim, é medir as inúmeras potenciais causas do processo (as diversas toxinas, alterações metabólicas, nutrientes, patógenos etc. que são compatíveis com cada processo patofisiológico) e tratá-las, empreendendo a iteração para determinar se é possível elaborar um tratamento inicial efetivo. Em última análise, essa mesma abordagem poderia ser aplicada a muitas outras enfermidades crônicas complexas, como esquizofrenia, transtornos do espectro autista, transtornos de desenvolvimento e lúpus, só para listar alguns.

Logo se pode perceber que a paisagem para nossa compreensão do processo neurodegenerativo e a elaboração de tratamento e prevenção eficazes está mudando drasticamente. O que por mais de uma centena de anos tem sido uma falta de compreensão do que reside na raiz dessas doenças "desesperadoras", o repetido fracasso das abordagens monoterapêuticas, com um único medicamento, e o padrão do atendimento médico de negligenciar exatamente os exames necessários para determinar os mecanismos causadores de cada doença começa finalmente a dar lugar a uma abordagem mais racional e científica, uma avaliação do paciente humano como um sistema altamente complexo com complexas disfunções de rede com frequência devidas a alterações diversas — de toxinas e/ou patógenos e/ou ativação imune e/ou hábitos de vida afastados do nosso projeto evolucionário etc. —, realizada com exames mais dirigidos, intervenção profilática, programas personalizados e otimização iterativa. É um tipo de medicina fundamentalmente diferente — a medicina do século XXI —, que fez o campo todo do tratamento das doenças neurodegenerativas passar da desesperança a uma situação claramente exequível. Os resultados apresentados pelos pacientes nos capítulos 1 a 7 provam o sucesso dessa nova abordagem.

12. Gengivas, germes e aço: Duas pandemias pelo preço de uma

Os americanos sempre fazem a coisa certa,
depois de esgotar todas as alternativas.
Winston Churchill

Esperamos que, na ocasião da publicação deste livro, no segundo semestre de 2021, a pandemia de covid-19 seja coisa do passado. Sei que é um desejo vão. A pandemia causará a morte de centenas de milhares de estadunidenses, talvez até mais de um milhão. Para se ter uma ideia, considerando a população atual dos Estados Unidos, cerca de *cinquenta vezes* mais que isso morrerão de Alzheimer. Assim, por maior que seja a disseminação da covid, seus números não são nada em comparação à pandemia da doença de Alzheimer. Sem dúvida, a covid é uma doença muito mais aguda, ao passo que o Alzheimer é uma doença crônica, normalmente nem sequer diagnosticada até vinte anos depois das primeiras alterações patológicas. Entretanto, há paralelos notáveis entre essas duas pandemias, e uma tem muito para nos ensinar sobre a outra. Além do mais, os fatores preditivos de consequências negativas da covid-19 são notavelmente similares no declínio cognitivo — uma verdadeira promoção dois-em-um pandêmica. Como o dr. Jeffrey Bland observou, a covid-19 é uma pandemia dentro de uma pandemia — uma pandemia infecciosa dentro da pandemia de doença metabólica que mutilou a saúde estadunidense nas últimas décadas.[1] Mas as origens de ambas as pandemias são controversas, como veremos a seguir.

Uma fascinante pesquisa sobre a origem do vírus da covid-19, SARS-CoV-2, feita por dois cientistas, o dr. Jonathan Latham e a dra. Allison Wilson, começava indagando se uma extraordinária coincidência era de fato uma coincidência.[2] Por que o surto de covid-19 ocorreu a algumas centenas de metros do principal laboratório envolvido em uma extensa pesquisa sobre esse mesmo vírus que causou o surto? Seria como investigar uma explosão nuclear inexplicável ocorrida ao lado de um local de testes nucleares e concluir que se tratava de uma coincidência sem qualquer relação com os testes. Claro que *poderia* ser uma coincidência, mas teria sido bem mais fácil acreditar que a covid-19 tivera início em Xangai, Nova York, Roma, no quintal do seu cunhado ou *em qualquer lugar do mundo* que não nesse bairro específico de Wuhan. Acontecendo como aconteceu em Wuhan, as probabilidades de não ser mera coincidência são astronômicas. Como Latham e Wilson observaram, não só o laboratório de Wuhan é o principal laboratório de pesquisa de coronavírus, e não só houve acidentes anteriores em que vírus escaparam, como também as sequências virais mais parecidas com o SARS-Cov-2 — quase 99% idênticas — eram ambas estudadas no laboratório de Wuhan.

Ainda mais interessante é a origem desses parentes próximos quase idênticos do SARS-CoV-2. As amostras foram enviadas para o laboratório de Wuhan de uma mina em Mojiang, China, um lugar cheio de morcegos e guano, como você já imaginou. Enquanto removiam o excremento dos morcegos em 2012, seis mineiros adoeceram de patógenos que são uma duplicata da covid-19. Múltiplas amostras foram extraídas desses mineiros, três dos quais morreram, e entregues ao laboratório de Wuhan, mas não puderam ser estudadas no laboratório (então permaneceram congeladas em segurança) até que instalações "seguras" de BSL-4 (biossegurança nível 4, o nível de biossegurança mais elevado) fossem construídas para esses estudos, adiando a pesquisa até 2018. Então, em 2019, surpresa!, uma "misteriosa" nova doença, a covid-19, surgiu nas proximidades do laboratório e se espalhou pelos quatro cantos do mundo, matando milhões no processo. Coincidência? Talvez.

As origens da demência são muito mais remotas, claro, e embora o dr. Alois Alzheimer tenha feito a clássica descrição da patologia que veio a receber o seu nome apenas em 1906, a demência foi descrita na antiguidade por médicos ayurvédicos, bem como pelos gregos e romanos.[3] Porém, com o aumento do diabetes tipo 2, do pré-diabetes, da obesidade e da inflamação sistêmica nas últimas décadas, o Alzheimer avançou para se tornar a terceira principal causa de mortalidade nos Estados Unidos.[4]

A inter-relação dessas duas doenças que superficialmente parecem não ter conexões é notável. A covid-19 comprimiu em apenas algumas semanas os fatores de risco que operam ao longo de décadas na doença de Alzheimer, mas eles são incrivelmente parecidos: pessoas com diabetes tipo 2, pré-diabetes, obesidade, hipertensão, doença vascular, tendência aumentada a coagulação sanguínea, idade avançada, deficiência de vitamina D, deficiência de zinco, fator de risco genético ApoE4 e sistema imune adaptativo enfraquecido devem esperar sintomas piores da covid-19 e estão sob maior risco de doença de Alzheimer. À maneira de um corolário, corrigir esses mesmos parâmetros metabólicos e fisiológicos reduz o risco de efeitos negativos na covid-19, bem como o risco de desenvolver doença de Alzheimer.

Discute-se que a principal causa de mortalidade na covid-19 é uma tempestade de citocinas, a inflamação descontrolada comumente tratada com o esteroide anti-inflamatório dexametasona. Parte dessa mesma resposta — inflamação associada ao sistema imune inato, a parte evolutivamente mais antiga de nosso sistema imune — é o amiloide associado à doença de Alzheimer. A própria substância acumulada em nosso cérebro quando desenvolvemos Alzheimer, o material que acusamos de ser causa do Alzheimer, a matéria eliminada por medicamentos como o aducanumab, é parte de uma tentativa de nosso sistema imune de lidar com agressões como infecções virais ou bacterianas.[5] Assim, em alguns aspectos, o Alzheimer é uma tempestade de citocinas muito leve que dura décadas — está mais para um chuvisco de citocinas, na realidade —, e a chave, portanto, é identificar e tratar as infecções crônicas (ou outras agressões) causadoras do processo — como intestino permeável, gengivite, periodontite (inflamação em torno dos dentes) ou sinusite — e *depois* remover o amiloide. Apenas eliminar o amiloide sem eliminar as agressões seria como receitar dexametasona a um paciente de covid-19 e ignorar sua subsequente exposição ao vírus no dia a dia. Não é uma estratégia muito racional.

Um interessante documentário intitulado *The Food That Built America* [A comida que construiu os Estados Unidos] descreve as origens de alimentos icônicos, como o ketchup da Heinz, os flocos de milho da Kellogg's, a Coca-

-Cola, o chocolate ao leite da Hershey's e os hambúrgueres do McDonald's. É fascinante descobrir como esses vários produtos alimentícios foram desenvolvidos e popularizados. Mas no coração de quase todo alimento que construiu os Estados Unidos — o componente do prazer que rendeu bilhões a essas companhias — está o açúcar. O açúcar do fast food, o açúcar dos alimentos processados, o açúcar das "besteiras", o açúcar da comida enlatada, o açúcar dos condimentos. Como diz uma antiga canção, "açúcar de manhã, açúcar de tarde, açúcar no jantar" — e em qualquer refeição. Açúcar — O Alimento que Construiu os Estados Unidos — é também O Alimento que Devastou os Estados Unidos. A resistência à insulina que causa o risco de Alzheimer e o risco de mortalidade por covid-19, a síndrome metabólica, a hipertensão, a obesidade, o envelhecimento precoce, a doença vascular, a resistência à leptina, as doenças crônicas e a mortalidade precoce, o declínio cognitivo ubíquo e a elevada taxa de mortalidade da pandemia de covid. Nós, humanos, simplesmente não tivemos uma evolução projetada para o consumo da quantidade de açúcar a que somos expostos, e estamos pagando o preço disso com nossa saúde. O açúcar se tornou o principal dementógeno, a agressão cerebral mais comum e um fator crítico no risco de mortalidade por covid-19.

Mas, espere aí, quem já se recuperou da covid-19 agora está fora de perigo, certo? Quem dera fosse assim. Muitos permanecem sofrendo de confusão mental, dificuldade de concentração, fadiga crônica, falta de ar, dor de cabeça, dor muscular, palpitações, anosmia (perda do olfato), ageusia (perda do paladar), insônia, erupções cutâneas ou perda de cabelo — tudo isso sequelas da doença.[6] Quanto tempo esses sintomas podem durar ainda é uma incógnita. Mas uma questão muito maior assoma no horizonte: relatos de pacientes relativamente jovens desenvolvendo mal de Parkinson imediatamente após contrair covid,[7] lembrando os quase 1 milhão de casos de Parkinson ocorridos após as doenças virais epidêmicas há um século.[8] Seriam o Alzheimer e o Parkinson o futuro da covid-19? Para os mais de 100 milhões de pessoas que desenvolveram covid no mundo todo, essa é uma preocupação de longo prazo e um bom motivo para iniciar o protocolo de prevenção.

Entrementes, esperamos que as vacinas protejam os bilhões sob risco, bem como que medicamentos contra a doença sejam disponibilizados, uma vez que o remdesivir demonstrou pouca eficácia.[9] Está claro, porém, que a resiliência e a otimização da função imune e da função metabólica são estratégias altamente eficazes para a prevenção tanto de sintomas graves de covid-19 como do declínio cognitivo.

Os Estados Unidos presenciaram mais mortes pela covid-19 do que qualquer outro país, e embora parte disso provavelmente tenha relação com um comportamento de alto risco, também é provável que seja um reflexo de nossa saúde metabólica enquanto nação — mais um fator em comum com o risco de doença de Alzheimer. A covid-19 fez cair a ficha sobre a gravidade de nossa saúde cronicamente frágil, bem como ansiedade, isolamento, depressão e insônia cada vez maiores. Mas, ao fazer isso, a pandemia também serve de estímulo para focarmos na melhora de nossa saúde metabólica, saúde imune e resiliência geral.

13. Aprimorando a cognição "normal": Explore todo o seu potencial

O mundo precisa de mais gênios dotados de humildade.
Restam tão poucos de nós.
Oscar Levant

Sou muito bom, muito inteligente,
e as pessoas gostam de mim.
Stuart Smalley (personagem do ex-senador
Al Franken em *Saturday Night Live*)

Os médicos costumavam acreditar que uma pessoa era ou não era diabética. Até os especialistas na doença assinavam embaixo. Era como a gravidez: meio grávida não existe. Hoje, é claro, sabemos que muito antes do diagnóstico de diabetes ocorre o pré-diabetes, com a resistência à insulina associada, de modo que há um espectro de índice glicêmico elevado e danos metabólicos relacionados, conduzindo enfim ao diabetes.

O mesmo equívoco aconteceu com o Alzheimer: costumava-se acreditar que a cognição "normal" precedia a doença e não havia uma designação para o que acontecia entre uma coisa e outra. Felizmente, hoje enxergamos mais nuances. Digo *felizmente* porque é o longo estágio do pré-Alzheimer que nos oferece a oportunidade mais imediata para a reversão completa do declínio cognitivo, como documentamos repetidas vezes. A passagem da cognição normal para a doença de Alzheimer pode levar vinte anos ou mais, uma imensa janela de oportunidade para a intervenção.

Mas e quanto à "normalidade"? Assim como há um longo período de sintomas mais leves que precede o Alzheimer óbvio, diagnosticado, para muitos a cognição ostensivamente "normal" está na realidade operando muito abaixo de seu potencial máximo. Isso é verdade não apenas para quem desenvolverá Alzheimer; praticamente todos nós poderíamos fortalecer nossas capacidades cognitivas. Na verdade, todo o conceito de "normal" é um pouco assustador hoje em dia: o americano "normal" sofre de hipertensão, hipercolesterolemia, resistência à insulina, sobrepeso, intestino permeável; utiliza pelo menos um medicamento de uso contínuo (e 20%, cinco ou mais);[1] provavelmente toma estatina e/ou remédio contra a hipertensão e/ou inibidor de bomba de próton; é deficiente em zinco, magnésio, selênio e iodo; apresenta uma probabilidade muito baixa de manifestar cognição ideal.

Estamos todos comprometidos (uns mais que outros, mas todos nós, em alguma medida) por fatores como escolhas de dieta e estilo de vida equivocadas, sono abaixo do ideal, exposição não detectada a quimiotoxinas (incluindo poluição do ar) e biotoxinas, microbiomas em condições longe de ideais, estímulo cerebral subótimo, patógenos ocultos, presença de inflamação em algum grau, fluxo sanguíneo cerebral subótimo, oxigenação subótima e numerosos outros fatores subótimos, cada um atuando como pano de fundo de nosso genoma e epigenoma pessoal. Assim como nos demos conta de que a maioria das pessoas apresenta um metabolismo abaixo do ideal — sobrecarregado pela resistência à insulina, pelo perfil lipídico subótimo, pelas vias de desintoxicação obstruídas, pelo microbioma intestinal desequilibrado e assim por diante —, cada vez mais percebemos que a vasta maioria também anda por aí com uma cognição "normal" que está longe do ideal.

Pode não parecer, mas isso também é uma boa notícia. Se sua cognição atual está abaixo da ideal — que é praticamente o caso para todo mundo —, quer dizer que há margem para a melhora. E uma vez que estamos quase todos operando com um cérebro subótimo, é nossa oportunidade para ficarmos mais afiados.

Afinal, podemos afirmar que a cognição é a qualidade humana mais importante e essencial de todas. A diferença entre a cognição "normal" e a cognição superior é a diferença entre o *status quo* e a inovação, entre agravar problemas e encontrar soluções, entre o fracasso e o sucesso. Logo, o fortalecimento da cognição "normal" tem implicações de alcance muito mais longo — para um trabalho aprimorado, humor melhor, menos acidentes, menos erros, ideias melhores e uma vida no geral mais rica e bem-sucedida. Isso se aplica a todo mundo, esteja na casa dos vinte ou dos noventa anos (e além!). Em essência, estamos chegando a uma nova percepção do que significa "ser saudável" à medida que realizamos exames mais amplos e embasados nos nossos mecanismos biológicos. Hoje podemos determinar nossos níveis de saúde e risco, funcionar como nunca antes e melhorá-los, com um notável impacto para a cognição, o sistema imune e as muitas doenças associadas à idade.

Veja o exemplo de Cam, um homem de 49 anos cuja esposa sofreu declínio cognitivo e começou o protocolo, que ele também adotou desde o início para apoiá-la, mesmo não apresentando queixas cognitivas. Ao longo dos meses seguintes, Cam perdeu nove quilos e notou um claro ganho de energia, melhora do humor, maior foco e memória fortalecida. Seu desempenho no trabalho melhorou tão marcadamente que seus colegas mais jovens passaram a perguntar o que andava fazendo...

Todas as ferramentas apresentadas até aqui — a dieta KetoFLEX 12/3, as técnicas de manejo de estresse, os exercícios e o sono otimizado — aplicam-se a você. Elas o ajudarão a viver uma vida melhor e farão o ajuste fino de sua cognição, independentemente de seu estado atual. Nesse sentido, o livro todo trata do aprimoramento da cognição. Mas, neste capítulo, iremos além. Aqui exploraremos o vasto arsenal disponibilizado para todos nós — como efeitos nos neurotransmissores, mensageiros secundários, estrutura sináptica, fatores tróficos, energia mitocondrial e dezenas de outras metas — que pode elevar seu cérebro a um novo "normal", mais potente.

Estamos falando aqui de algo bem diferente dos incrementos de curto prazo (pense neles como reprogramações improvisadas do cérebro) aos quais muitos recorrem quando precisam de estímulo mental. Drogas como Adderall, cocaína ou anfetaminas atuam por algum tempo e depois perdem o efeito — ou pior. Elas podem levar ao vício e a efeitos colaterais negativos e até devastadores. Estamos à procura de um fortalecimento mais saudável e sustentável: uma melhora de longo prazo que pode ser obtida com suporte colinérgico aumentado, BDNF aumentado, hormônios otimizados e microbioma intestinal otimizado, entre muitos outros parâmetros. Um cérebro adequadamente fortalecido deve *permanecer* fortalecido como parte de um estilo de vida sustentável, equilibrado. Essa abordagem exige mais esforço do que simplesmente engolir um comprimido, mas produzirá o tipo de mudança que realmente queremos.

O que é preciso fazer para dar suporte à memória e à cognição geral? Uma antiga máxima da neurociência diz que "neurônios que disparam juntos se conectam", ou seja, a associação repetida de input e output fortalece o circuito. Em termos práticos, isso significa que a repetição ajudará na geração e na manutenção das memórias, sejam elas para o aprendizado de uma nova língua, o uso de um celular novo, o treinamento em um instrumento musical ou qualquer uma de muitas outras tarefas ou informações novas. Quando passamos por essa aprendizagem, queremos otimizar todos os fatores de contribuição, do mesmo modo que ao construirmos uma casa queremos ter as plantas corretas, a melhor mão de obra, os materiais de maior qualidade, os alvarás necessários e assim por diante. Então vejamos como podemos construir melhor nossa "casa das lembranças".

A fim de criar e manter as conexões sinápticas necessárias para formar e reter as lembranças, queremos determinar a química cerebral adequada para dar suporte tanto às conexões como aos disparos neuronais. Isso pode soar simples, mas seu cérebro depende de um sistema de fornecimento altamente complexo. Há os neurotransmissores, substâncias químicas que mediam os sinais entre os neurônios. Há as neurotrofinas, que nutrem os neurônios e auxiliam na formação de novas sinapses, as ligações semipermanentes de um neurônio para outro. Há o transporte axoplásmico, um processo de múltiplas etapas que transporta partes celulares e recursos moleculares pelo axônio, a longa "cauda" de um neurônio que leva os sinais elétricos pelo cérebro. E isso é apenas o início. Outros sistemas minimizam a sinalização inflamatória e regulam o potencial e a função da membrana mitocondrial, a homeostase de metais, o enovelamento de proteínas, a função de células de apoio, como astrócitos e microglias, a mielinização (a bainha isolante de gordura que envolve os neurônios) e inúmeros outros parâmetros cruciais para a função cerebral otimizada.

Toda essa atividade dá suporte a 100 bilhões de células cerebrais, compondo cerca de 500 trilhões de conexões. E, contudo, comparada a um computador moderno, a velocidade de processamento cerebral é bastante modesta, apenas 60 bits por segundo, conforme alguns cálculos.[2] O cérebro humano e um computador utilizam seus recursos de maneira muito diferente, mas há uma semelhança fundamental: processamento mais rápido significa mais potência. O treinamento cerebral é útil para tirar o máximo proveito desses 60 bits por segundo. Técnicas antienvelhecimento também são importantes, uma vez que a velocidade de processamento do cérebro e seu número de conexões ativas estão intimamente ligados à idade biológica.

COMO DESENVOLVER E MANTER UM CÉREBRO MELHOR

O primeiro passo no fortalecimento cerebral é seguir os protocolos fundamentais que delineamos para prevenir o declínio cognitivo: dieta saudável, exercício abundante, sono de qualidade e atenção ao estresse crônico (por outro lado, o estresse agudo, quando solucionado, não é nem de longe tão prejudicial, e pode, na verdade, oferecer algum suporte, em um processo chamado hormese). Além do mais, programas de treinamento cerebral são ao mesmo tempo divertidos e úteis para afiar seu processamento mental. O BrainHQ é o programa com maior respaldo científico, e isso inclui muitos programas para memória, velocidade de processamento, função executiva e outras habilidades cognitivas. Entre outras opções, há o Elevate, o Dakim BrainFitness e o Lumosity. Para muitas pessoas, especialmente da adolescência aos trinta e tantos anos, essas medidas podem bastar. É possível confirmar com base numa cognoscopia — exames de sangue que avaliam os parâmetros críticos de cognição e risco cognitivo, aliados a uma fácil triagem cognitiva on-line como CNS Vital Signs ou Cogstate.[3] Após os quarenta anos há risco aumentado precisamente dos fatores que impedem a cognição ótima, assim intervenções mais agressivas podem ser necessárias.

Tais intervenções são hoje possíveis porque podemos estudar e monitorar o paciente como nunca antes. À medida que nossos exames se tornam mais extensos e fundamentados nos mecanismos biológicos, obtemos uma percepção renovada do que de fato significa "ser saudável". Ninguém mais precisa se dar por satisfeito com a definição negativa da saúde como "não doente" ou "não debilitado". Hoje podemos determinar nosso nível de saúde de maneira inédita, compará-lo ao que poderia ser e melhorá-lo. Essa abordagem dirigida, baseada em dados, tem causado um extraordinário impacto no sistema imune e nas muitas enfermidades associadas à idade — e é claro que exerce impacto também na cognição.

O segundo passo para fortalecer seu cérebro envolve recrutar uma série personalizada de agentes nootrópicos (de aprimoramento cognitivo), muitos dos quais têm múltiplos mecanismos de ação. Delineamos alguns dos principais aqui. Como no caso do RECODE, você deve fazer os exames e ajustar constantemente seu protocolo pessoal, à medida que descobre como seu cérebro responde ao tratamento.

Uma farmacopeia de apoio cerebral

- **Fortalecimento da neurotransmissão com acetilcolina:** esse neurotransmissor é crucial para transmitir mensagens entre os neurônios e deles para o restante do corpo. Suplementos que podem auxiliar seu trabalho incluem huperzina A (derivada do licopódio chinês, *Huperzia serrata*), *Bacopa monnieri* (também conhecida como *brahmi*, uma planta medicinal indiana tradicional), citicolina, alfa-GPC e lecitina, uma gordura essencial encontrada em muitos alimentos, incluindo ovos.
- **Fortalecimento cíclico da AMP:** o monofosfato de adenosina (AMP) é um importante mensageiro da plasticidade cerebral. A cafeína, um inibidor de adenosina, incrementa a AMP cíclica, assim como a L-teanina, um aminoácido encontrado no chá-da-índia e em alguns cogumelos.
- **Otimização glutamatérgica versus transmissão GABAérgica:** o glutamato é o neurotransmissor mais comum encontrado no corpo. O ácido gama-aminobutírico (GABA) suprime a sinalização neuronal excessiva. Uma superabundância de glutamato em comparação a GABA está associada a ansiedade, depressão, desassossego, incapacidade de se concentrar, dores de cabeça, insônia, fadiga e sensibilidade aumentada à dor. Você pode restabelecer o equilíbrio com valeriana (um extrato de raiz medicinal), vitamina B6 e erva-cidreira, ou tomando GABA diretamente.
- **Suporte da função mitocondrial:** as mitocôndrias são as unidades (organelas) de produção energética no interior das nossas células. Elas são críticas para a cognição; na verdade, para todo o metabolismo. As cetonas endógenas, derivadas da degradação do tecido adiposo, são

convertidas em acetil-CoA e metabolizadas pelas mitocôndrias. As cetonas exógenas (como sais ou ésteres de cetona) também fornecem energia, mas carecem de algumas vantagens das cetonas endógenas, como o efeito anti-inflamatório associado. O objetivo é criar flexibilidade metabólica, de modo que suas mitocôndrias possam metabolizar carboidratos ou gorduras/cetonas.

Suplementos úteis incluem ubiquinol (também vendido como Coenzyme Q10 ou CoQ10), PQQ (quinona pirroloquinolina, que aumenta o número de mitocôndrias), ácido R-lipoico (um antioxidante e uma molécula facilitadora encontrada também no espinafre e no brócolis), ALCAR (acetil-L-carnitina, um aminoácido de auxílio do metabolismo), creatina (que fornece energia) e ribosídeo de nicotinamida — uma forma de vitamina B3 que aumenta o NAD+ (nicotinamida adenina dinucleotídeo). Como observado no capítulo 10, o azul de metileno parece oferecer mais uma alternativa para fortalecer a função mitocondrial.

- **Suporte da neurotransmissão com dopamina:** no cérebro, a dopamina é uma molécula de sinalização primária, associada especialmente à via de "recompensa" que reforça certos comportamentos. A perda de células produtoras dessa molécula contribui para o mal de Parkinson. Suplementos que podem auxiliar a produção de dopamina incluem tirosina e fenilalanina (dois aminoácidos essenciais), bem como a vitamina B6.
- **Suporte da estrutura sináptica:** um cérebro saudável depende de uma infraestrutura celular robusta. Para ajudar a manter a estrutura de seus neurônios, experimente citicolina e sua prima química, alfa-GPC (glicerilfosforilcolina), bem como DHA (ácido docosa-hexaenoico), um ácido graxo ômega-3 também encontrado em peixes, especialmente de água doce.
- **Melhoria da concentração:** suplementos que podem ajudar a aguçar seu raciocínio incluem goto kola (uma erva tradicional chinesa e ayurvédica), shankhpushpi (um remédio ayurvédico) e ácido pantotênico (vitamina B5). Muita gente afirma obter resultados positivos com um tratamento terapêutico calor/frio, alternando entre sauna quente e água fria para estimular a resposta sensorial e também fortalecer a função mitocondrial.
- **Fortalecimento do fator neurotrófico derivado do cérebro (BDNF):** essa proteína essencial promove a formação e a manutenção dos neurô-

nios no corpo. Você pode aumentar seu BDNF com extrato integral de frutas de café (WCFE) e di-hidroxiflavonas (7,8-DHF). Há também uma medida simples e prazerosa para melhorar o BDNF que proporciona ao mesmo tempo muitos outros benefícios físicos e psicológicos: exercitar--se! Além disso, técnicas como EWOT (exercício com terapia de oxigênio) e KAATSU (que usa faixas para aumentar a resposta fisiológica) podem ampliar as vantagens do exercício.

- **Fortalecimento do fator de crescimento do nervo (NGF):** junto com o BNDF, o NGF é crítico para o crescimento, a manutenção e a sobrevivência das células nervosas. Suplementos que promovem o NGF incluem *Hericium erinaceus* (cogumelo juba-de-leão), ALCAR e cepas específicas de bactérias no microbioma intestinal (por exemplo, algumas bifidobactérias), que podem ser estimuladas com probióticos.

- **Fortalecimento da sirtuína 1 (SIRT1):** pesquisas recentes com animais em laboratório indica que essa proteína estimula a autofagia e provoca uma resposta antienvelhecimento. Ela tem sido explorada mais ampla-mente como um mediador antienvelhecimento e também fortalece a sinalização sinaptoblástica (anti-Alzheimer) da proteína precursora do amiloide, PPA. Você pode aumentar a função SIRT1 tomando resveratrol (encontrado em uvas e vinho tinto, mas também em muitas frutas silves-tres), ribosídeo de nicotinamida, NMN (mononucleotídeo nicotinamida, um derivado da niacina) e NAD+. Também pode estimular sua produção corporal de NAD+ com exercícios e jejum.

- **Promoção do fluxo sanguíneo:** foi provado que o gingko aumenta o fluxo sanguíneo estimulando a produção de óxido nítrico, que dilata os vasos sanguíneos. O óxido nítrico pode ser aumentado com L-arginina, Neo40, extrato de raiz de beterraba e rúcula.

- **Melhoria do humor:** em alguns casos, você pode buscar o efeito de-sejado diretamente — e fazer isso sem os medicamentos comuns e seus significativos efeitos colaterais. O açafrão é um antidepressivo natural; ele parece funcionar elevando os níveis de serotonina. A erva-cidreira também se revelou eficaz.

- **Redução do estresse crônico:** o estresse agudo, quando resolvido, é algo com que todos podemos lidar sem prejuízo à cognição. Entretanto, o implacável estresse crônico que tantos de nós vivenciamos está associado à atrofia cerebral.[4] Há muitos métodos para tratá-lo, como meditação, ioga, interações sociais (admitidamente mais difíceis durante a pandemia), música, *shinrin-yoku* (técnica japonesa do "banho de floresta") e outras — qualquer coisa que lhe traga alegria, relaxamento e satisfação.

- **Otimização da metilação:** metilcobalamina (Me-B12, uma forma de vitamina B12), piridoxal-5-fosfato (P5P, uma forma ativa de vitamina B6) e metilfolato (outra vitamina do complexo B) são todos reguladores da metilação, que é crucial para o epigenoma e a leitura de genes específicos, bem como para a desintoxicação, entre outros processos.

- **Minimização da inflamação e apoio à imunidade adaptativa:** como observamos previamente, a inflamação está fortemente ligada ao declínio cognitivo. Diversos suplementos podem ajudá-lo a controlar a inflamação e seus efeitos. A curcumina (derivada da cúrcuma), o gengibre e a *Withania somnifera* (ashwagandha da medicina ayurvédica) revelaram-se efetivos. Como indicado no capítulo 10, também é importante resolver qualquer inflamação existente, o que pode ser feito com mediadores pró-resolução especializados (SPMs) ou uma dosagem elevada de gorduras ômega-3 (2 a 4 gramas), e remover a fonte da inflamação, seja ela devida a intestino permeável, síndrome metabólica, infecções crônicas ou alguma outra causa. A LDN (naltrexona de baixa dosagem) também ajuda a otimizar a função imune e a reduzir a inflamação.

  O suporte da imunidade adaptativa inclui otimizar o zinco (uma deficiência muito comum) e a vitamina D e considerar quercetina, ácido R-lipoico e AHCC (composto ativo de hexose correlacionado).

- **Desintoxicação intensificada e minimização dos níveis de toxinas:** há muitas vias para redução da carga tóxica de seu corpo, como descrito no capítulo 10, e desenvolvemos o PreCODE para otimizar a prevenção do declínio cognitivo. Encontrar e eliminar as fontes de exposição a toxinas é essencial, claro. Sulforafano (encontrado no repolho e no brócolis), glutationa (um antioxidante comum) e N-acetilcisteína (NAC) ajudam a limpar o organismo. Fazer uma dieta rica em fibras e beber água filtrada auxiliam na eliminação de toxinas. Uma sauna infravermelha seguida de banho com sabonete de castela também pode ser eficaz.

- **Cura do seu intestino:** pesquisas abundantes demonstraram inequivocamente que seu ecossistema microbiano corporal é essencial para sua saúde física e mental. O estilo de vida KetoFLEX 12/3 incorpora múltiplas técnicas para a otimização de seu microbioma, incluindo fazer uma dieta rica em alimentos fermentados, proteínas vegetais e fibras.[5] Reduzir a carga de toxinas e minimizar antibióticos e medicamentos que suprimem o microbioma, como inibidores de bomba de próton (PPIs), também é importante.

- **Otimização do status nutricional:** além dos suplementos individuais, você deve buscar um equilíbrio nutricional global em sua dieta. Observe, por exemplo, que a cognição é melhor em níveis entre elevados e normais da vitamina B12 do que em níveis entre normais e baixos. Há uma ampla discussão sobre nutrição cerebral otimizada em *O fim do Alzheimer: Guia prático.*

- **Otimização do status antioxidante:** a ideia atual de que mais antioxidantes são preferíveis é excessivamente simplista. Na realidade, necessitamos dos efeitos oxidantes *tanto quanto* dos antioxidantes, em equilíbrio ideal. Dependendo da sua bioquímica pessoal, você pode precisar incrementar seus níveis de vitamina E, glutationa, vitamina C, sulforafano, ubiquinol, vimpocetina (versão sintética de uma substância química encontrada na pervinca), SkQ e mitoquinol (que age nas mitocôndrias).

- **Jejum:** o jejum tem inúmeros efeitos salutares: incrementa a cetose, melhora o controle glicêmico, dá suporte à sensibilidade à insulina, melhora o status lipídico, melhora a pressão arterial, acentua a autofagia e a mitofagia, entre outros. Assim, o jejum está na base da pirâmide alimentar cerebral (pelo menos doze horas entre o fim da última refeição do dia e o início do café da manhã ou almoço, e pelo menos três horas entre o jantar e a hora de dormir). Quanto antes na vida você começar a jejuar, por mais tempo e mais amplamente colherá os benefícios.

- **Monitoramento:** como observado no capítulo 10, hoje todos temos acesso a inúmeras ferramentas de acompanhamento para tudo, como oxigênio no sangue, nível de cetonas, qualidade e quantidade do sono, variação do batimento cardíaco e muitas outras. Para um ajuste fino em seu protocolo de fortalecimento, você vai querer prestar atenção especial a seus níveis de oxigênio no sangue (usando Apple Watch, iPhone, Beddr ou outro oxímetro), variabilidade do batimento cardíaco (usando o Apple Watch ou o anel Oura), níveis cetônicos (usando o bafômetro Biosense, o Precision Xtra ou o medidor de cetonas Keto-Mojo), níveis glicêmicos (usando o monitoramento contínuo de glicose do Precision Xtra), qualidade e quantidade do sono (usando o anel Oura ou o Apple Watch), nutrientes (usando o site do Cronometer), tempos de exercícios (usando qualquer um dos muitos dispositivos vestíveis, como Fitbit ou Apple Watch) e elasticidade vascular (usando iHeart).

- **Otimização do status hormonal:** para a maioria de nós, otimizar dieta, exercícios, sono, nível de estresse e microbioma permite produzir níveis de hormônios altamente funcionais, como estradiol, testosterona, progesterona, pregnenolona e DHEA. Entretanto, para outros, seja devido a autoimunidade (por exemplo, tireoide de Hashimoto, que resulta em níveis de tireoide reduzidos), toxicidade ou carboidratos simples, seja por outras causas, um ou mais hormônios serão reduzidos, o que pode afetar a cognição. Restabelecê-los ao nível ideal com ajuda de um endocrinologista funcional ou de um profissional de medicina interna pode servir para fortalecer a cognição.

- **Saúde oral e microbioma:** organismos do microbioma oral têm, incrivelmente, aparecido no cérebro, em lesões ateroscleróticas e até em cânceres, sugerindo uma comunicação disseminada desses organismos por todo o corpo, que inclui efeitos no cérebro e, desse modo, na cognição. A otimização de seu microbioma oral começa pelo exame OralDNA para identificar patógenos como *P. gingivalis, T. denticola, F. nucleatum* e *P. intermedia.* Se você descobrir que possui níveis significativos desses patógenos, pode melhorar seu microbioma oral com pasta de dente e antisséptico bucal Dentalcidin, seguido de uma pasta de dente probiótica, como Revitin. Se tiver gengivite ou periodontite, recomenda-se a consulta com um especialista oral-sistêmico.

- **Genômica funcional:** o sequenciamento completo do genoma hoje está ao alcance de muita gente e deve ser o padrão para qualquer avaliação de saúde no futuro próximo. Porém, até análises fracionadas, como a oferecida pelo 23andMe, podem ser extremamente úteis, oferecendo dados (com avaliação apropriada) sobre o status do ApoE, risco de Alzheimer, desintoxicação (e portanto risco de enfermidades associadas a toxinas, como a demência), risco vascular, tendência trombótica e muitos outros parâmetros de saúde. Programas de avaliação como Genetic Genie e IntellxxDNA são muito úteis em elaborar uma estratégia para a função cerebral otimizada e a saúde global.

- **Fatores de juventude:** o interesse em "plasma jovem" (parabiose hetero-crônica) para indivíduos em idade avançada continua em fase de análise,[6] mas um dos interessantes estudos de acompanhamento mostrou que a maior parte dos efeitos salutares talvez se deva simplesmente à remoção dos "fatores de velhice" por meio de plasmaferese, que poderia ser uma alternativa muito mais simples e menos dispendiosa.[7] Como observado, a renovação e a regeneração usando células-tronco têm um potencial extraordinário, e os ensaios clínicos atuais (ainda que realizados como monoterapia, e portanto com resultados subótimos) devem ajudar a determinar a magnitude do efeito que podem exercer sobre a cognição.
- **Intervenções de curto prazo:** como observado, a hiperativação de curto prazo com agentes como anfetaminas, cocaína ou Adderall pode certamente acentuar a cognição, mas a um preço: efeitos de longo prazo como vício, fadiga e vasculite podem ocorrer. Mas existem alternativas de curto prazo mais seguras, como Nuvigil (que inibe a sonolência e promove o estado de alerta) e os racetams piracetam, aniracetam e fenilpiracetam. Os racetams exercem efeito nootrópico, melhorando a memória e a cognição, e têm efeitos colaterais de curto prazo, embora algumas pessoas desenvolvam insônia ou ansiedade. Porém, eles se ligam a receptores de glutamato e não é recomendável usá-los indefinidamente; isso posto, o uso de longo prazo até o momento não sugeriu risco aumentado de enfermidades ligadas ao receptor de glutamato, como ataques epilépticos ou ELA, de modo que esses nootrópicos podem ser muito úteis para fortalecer a memória e a cognição geral mesmo a longo prazo.
- **Possibilidades futuras:** há perspectivas empolgantes no horizonte para continuar a promover nossa capacidade de melhorar a cognição: probióticos dirigidos oferecem cepas que aumentam fatores tróficos e neurotransmissores específicos; a avaliação dos microbiomas de órgãos classicamente considerados estéreis — como o sangue e o cérebro — deve proporcionar novas percepções sobre organismos desconhecidos que impactam a cognição (tanto positiva como negativamente);[8] o CRISPR permitirá a manipulação genética, com suas claras implicações clínicas

e éticas; e exames de imagem de amiloide na retina devem permitir o reconhecimento precoce de acúmulo de amiloide, que como notado começa a ocorrer cerca de vinte anos antes do diagnóstico de Alzheimer, desse modo oferecendo um excelente sistema para nos alertar a tempo de preveni-lo.[9]

A maioria das pessoas descobrirá razões específicas para fortalecer a cognição "normal": umas apresentam algum grau de resistência à insulina, como é o caso de 80 milhões de americanos, e sua reversão trará melhoras à cognição; com outras é a quantidade e/ou qualidade subótima de sono, que precisará ser otimizada; para outras é o estresse crônico, que pode ser manejado com eficiência; e finalmente, com as demais, as causas podem ser inflamação crônica leve devido a intestino permeável, falta de exercícios, doença vascular periférica, níveis hormonais subótimos, deficiência de colina dietética, deficiência de vitamina D etc. Otimizar esses parâmetros cerebrais críticos permitirá a todos nós um fortalecimento intelectual que se manterá por décadas a fio.

14. A revolução não será televisionada (tampouco haverá reembolso)

Toda revolução parece inicialmente impossível e, depois de ocorrida, inevitável.

Bill Ayers

As revoluções em certo sentido são o equivalente humano de um terremoto — mudanças tectônicas massivas, mortais. Claro que no caso das revoluções as grandes mudanças se dão na ideologia e na forma de governo, mas a mortalidade com frequência excede até a dos piores terremotos. A Revolução Americana resultou em 37 mil mortos.[1] A Revolução Francesa, em cerca de 40 mil. A Revolução Mexicana, em mais de 500 mil. E a Revolução Russa, em algo entre 5 e 9 milhões. Mas esses números desanimadores são apequenados pela taxa de mortalidade da atual revolução médica — o que é surpreendente, uma vez que a maioria nem faz ideia de que essa revolução está acontecendo. Além do mais, enquanto na maioria das revoluções os revolucionários e os membros do regime derrubado são os primeiros a morrer (não obstante os que contam como "efeito colateral"), na atual revolução médica as baixas somos você, eu e os inúmeros pacientes — não os revolucionários, nem o regime —, algo que, para nossa decepção, oferece muito menos incentivo para o regime em vigor levar a mudança em consideração, independentemente de quão ineficaz tenha sido revelado.

Há mais de cem anos — em 1910 — Abraham Flexner apresentou um levantamento marcante que ficou conhecido como o Relatório Flexner. Ele é visto como a bíblia que moldou a religião do treinamento médico americano. Ele tem repercussões até hoje e seu impacto não tem paralelo na história do ensino da medicina nos Estados Unidos.

Flexner visitou todas as 155 faculdades de medicina americanas e ficou consternado ao descobrir certas coisas que eram lecionadas ali. Os currículos e a qualidade do ensino variavam radicalmente de uma universidade para outra, assim como as exigências de ingresso. Em muitas delas, a motivação pelo lucro parecia superar a acadêmica.

Flexner recomendou que as faculdades americanas fossem mais alinhadas às faculdades europeias, com um foco ampliado nos alicerces científicos da medicina, exigências mais rigorosas, mais experiência prática, maior engajamento docente na pesquisa e uma maior regulamentação governamental da licença para exercer a medicina. Recomendou ainda que 80% das faculdades fossem fechadas (e mais de 50% de fato acabaram sendo fechadas).

Ninguém questiona que o Relatório Flexner tenha melhorado dramaticamente a formação do médico americano. Entretanto, em alguns aspectos, é um documento bastante datado. Por exemplo, Flexner afirmou que médicos afro-americanos não deveriam tratar pacientes caucasianos e indicou que todas as faculdades de medicina que aceitavam alunos afro-americanos deveriam ser fechadas, exceto duas. Embora bem-intencionado em suas recomendações, como padrões de admissão mais rigorosos e treinamento mais orientado para o paciente, o Relatório Flexner era um produto de sua época e impunha restrições à prática médica que não antecipavam os avanços sociais, científicos e médicos ocorridos a partir de 1910.

Imagine que Flexner houvesse, em vez disso, avaliado a indústria aérea nessa época (certo, o primeiro voo comercial só ocorreu em 1914, mas você entende o que quero dizer) e tivesse recomendado que todas as futuras linhas aéreas utilizassem os biplanos mais avançados com as hélices mais potentes. Teria sido impossível para ele antecipar as viagens a jato em 1910, e, de fato, em suas avaliações sobre as faculdades de medicina seria impossível que ele antecipasse a biologia de sistemas, os *big data*, o genoma humano, a internet, a telemedicina ou a medicina de precisão.

UMA CONFEDERAÇÃO DE MÉDICOS

Basta comparar o intenso progresso em software e tecnologia à acomodada e arcaica formação em medicina tal como a vemos atualmente para perceber que estamos no meio da revolução mais sangrenta da história. Enquanto seguimos treinando os médicos que têm nossas vidas em suas mãos com base num único documento desatualizado de 1910, o Apple Watch já está em sua sexta iteração. As faculdades de medicina são os modernos carroções — um atavismo, mas tão enraizados em nossa sociedade que funcionam sem questionamento.

O foco de Flexner era a metodologia — como formar novos médicos —, não o paciente, imaginando que um treinamento rigoroso e uniforme conduziria aos melhores resultados. Porém, a metodologia que levava aos melhores resultados para o paciente em 1910 está longe de atender às exigências dos dias atuais. Quando teria sido apropriado modernizar as recomendações de 1910? Digamos que dez anos depois. Nesse caso, o relatório está atrasado em cem anos. Em algum momento os conceitos desatualizados levam a absurdos e são contraproducentes para o treinamento médico.

Uma preocupação comum em 1910 era o charlatanismo, e, com as faculdades aceitando candidatos pouco qualificados, negligenciando o rigor do treinamento, usando abordagens terapêuticas alternativas e sem comprovação e desovando alunos preocupados apenas com o lucro, não admira que o charlatanismo abundasse. Tais médicos se valiam de abordagens terapêuticas ineficazes e eram incapazes de obter alguma melhora para o paciente. O Relatório Flexner reduziu a quantidade de charlatães em 1910, mas que palavra deveríamos usar para médicos modernos que recorrem a abordagens ultrapassadas e ineficazes e falham em obter a melhora do paciente quando há opções terapêuticas efetivas disponíveis? Também deveriam ser chamados de charlatães?

Como mencionei lá atrás, quando nossa filha desenvolveu lúpus e foi avaliada por dois especialistas internacionais, ambos sem a menor ideia de qual era o problema dela ou de que terapia oferecer (além de "esteroides, quando piorar"), e depois a levamos a um profissional de "medicina funcional" que determinou a causa do lúpus e foi capaz de tratá-la com sucesso (está assintomática há mais de dez anos, atualmente), ficamos pensando: aqueles "especialistas" eram charlatães? Não seria o verdadeiro especialista o profissional de "medicina alternativa"? Sem dúvida, se os rótulos fossem baseados exclusivamente no resultado da paciente, essa conclusão não seria injusta.

Além do lúpus, inúmeras doenças estudadas na faculdade de medicina não têm causa conhecida e/ou tratamento efetivo: mal de Alzheimer, mal de Parkinson (para o qual existe tratamento apenas dos sintomas), demência frontotemporal, demência por corpos de Lewy, demência vascular, esclerose lateral amiotrófica, encefalopatia traumática crônica, paralisia supranuclear progressiva, degeneração corticobasal, degeneração macular, autismo, esquizofrenia, transtorno do déficit de atenção e muitos outros transtornos autoimunes e inflamatórios, como a doença inflamatória intestinal, a síndrome de Sjögren e a esclerodermia (esclerose sistêmica progressiva).

A medicina padrão não identifica a(s) causa(s) subjacente(s) dessas enfermidades, tampouco oferece tratamento efetivo. Por outro lado, os profissionais "alternativos" da medicina funcional e integrativa investigam a raiz do problema, e atacar o problema pela raiz com frequência leva ao sucesso. De fato, nossa pesquisa sobre os mecanismos moleculares da doença de Alzheimer — em que fomos agnósticos, focando apenas no mecanismo bioquímico subjacente — conduziu diretamente a uma abordagem terapêutica — o ReCODE — que lembra muito mais uma "medicina alternativa" do que a medicina alopática padrão. Isso não estava previsto no Relatório Flexner, o que para mim, enquanto neurologista de treinamento clássico, constituiu uma surpresa.

Como observado por Hegel, tese e antítese levam à síntese, assim essas duas abordagens diferentes da medicina deveriam fomentar o progresso, certo? Infelizmente, quando a medicina padrão não tem nada eficaz a oferecer para tratar uma enfermidade, a reação do establishment médico ao ouvir falar de uma abordagem alternativa mais eficaz nunca é atualizar a medicina padrão, mas muito pelo contrário: ela se vale de quaisquer métodos e influências para proibi-la. Os planos médicos nunca cobrem abordagens alternativas (afinal, não têm o menor incentivo para isso: quanto mais reduzida a cobertura, maior o lucro), embora cubram abordagens farmacológicas muito mais caras e menos eficazes; os médicos estão ocupados demais para aprender alguma nova abordagem; a indústria farmacêutica é voltada a monoterapias lucrativas; e todo mundo sofre com a abismal inércia do sistema.

Se você quisesse estabelecer um sistema que *impedisse* a inovação e as terapias inovadoras, o que faria? Poderia focar na filantropia para drenar as finanças dos interessados em novas abordagens, contratar consultores que competissem com os potenciais inovadores (e, desse modo, fossem tudo menos imparciais), aceitar o apoio de entidades enviesadas e voltadas para o lucro, criticar abordagens inéditas e favorecer os tratamentos antiquados que têm fracassado repetidamente. Em outras palavras, se quisesse estabelecer um sistema que impedisse a inovação e as terapias novas e efetivas, você seria pressionado a se sair melhor do que algumas das nossas atuais instituições estabelecidas.

O pretexto para tudo isso é que a nova abordagem "não é comprovada", mas isso é o mesmo que dizer "Prefiro algo que sei que não funciona a ter esperança e ao menos um pouco de sucesso". Essa não é a reação de humanos que se importam. É a reação do egoísmo desencaminhado e da motivação puramente pelo lucro e leva a incontáveis casos desnecessários de morbidez e mortalidade devido a dezenas de doenças crônicas complexas.

Anos atrás, logo após terminar minha formação em neurologia, um dos meus empregos era avaliar pessoas procurando um plano de saúde para diversas enfermidades neurológicas. Um paciente foi mandado para avaliação porque se queixou de uma incapacidade de andar. Examinando-o, ficou claro para mim que não havia razão neurológica para essa questão, e foi o que registrei em minhas anotações. Algumas semanas depois, recebi o telefonema de alguém se identificando como o assistente social responsável pelo atendimento do sujeito examinado por mim. Ele ligava para avisar que o paciente recebera um aviso da companhia de seguro negando seu pedido, mencionando minha avaliação e meu nome. A negativa o deixou furioso, e o homem decidiu que iria me matar, daí a ligação do assistente social — era para avisar que o paciente estava a caminho. Claro que fiquei apavorado. Perguntei, "Como ele vem pra cá?", e o assistente social respondeu: "Andando".

Tive razoável certeza de que a ironia da situação escapara ao suposto assassino ambulante, mas não perdi tempo pensando nisso; queria ir embora de onde supus que ele achava que eu estaria. Liguei para a polícia e fui informado de que "Não podemos fazer nada só porque alguém diz que vai matar você. Mas não se preocupe, se acontecer, a gente pega o homem". Que bom, foi muito útil.

Felizmente, o paciente acabou reconsiderando seu plano e, quando a raiva passou, decidiu que não me mataria mais. Então, algumas semanas depois, recebi nova ligação do assistente social — o paciente decidira que eu fizera um bom trabalho na avaliação, que eu era um bom profissional — será que por acaso eu não gostaria de ser seu médico? (Não, não estou inventando nada disso.)

Como demonstrado por esse paciente, a verdade pode ser um artigo muito perigoso e às vezes precisa ser transmitida com cautela. Ela frequentemente contraria o consenso e, quando isso acontece, ai daquele que põe a verdade na frente da política de algum grupo. Maimônides disse: "A verdade não se torna mais verdade em virtude de todo mundo concordar com ela, muito menos quando todo mundo discorda". Contudo, ele claramente não se referia ao establishment médico nem à indústria farmacêutica, tampouco aos conglomerados dos planos de saúde.

Na semana passada recebi a ligação de uma jornalista incumbida de escrever para um periódico médico sobre as "queixas" contra o Protocolo ReCODE desenvolvido por meus colegas e eu. Ela ligava porque, como jornalista experiente, pretendia ouvir os dois lados da história, portanto queria saber minha versão dos fatos. Embora eu tenha apreciado a intenção — um jornalista bem menos competente já escrevera um artigo parcial que teria sido reprovado numa faculdade de jornalismo —, achei estranho o periódico encomendar um artigo focado nas queixas da primeira esperança para uma doença em tudo mais intratável. Assim, deixe-me ver se entedi bem: o periódico está sugerindo que se uma pessoa com declínio cognitivo vai a uma clínica convencional e é informada de que não há esperança, deve simplesmente voltar para casa e morrer — quanto a isso não há queixa? Por outro lado, quando anos de pesquisa sugerem que pela primeira vez de fato há esperança, que está documentada em inúmeras publicações, com centenas de casos apresentando melhoras — aí sim é motivo de queixa? Talvez uma maneira melhor de proceder fosse conversar com alguns dos primeiros sobreviventes e perguntar quais são as queixas deles.

O que ocorre no campo da terapia do Alzheimer é um microcosmo do que ocorre no campo da medicina. Existem duas abordagens rivais e fundamentalmente diferentes, e a falta de uma síntese dessas abordagens prejudica o paciente repetidas vezes. A revolução, por mais inesperada que possa ser, é de fato sangrenta.

Na medicina, a lacuna entre a verdade e a aceitação vem se ampliando em detrimento de nossa saúde. Essa lacuna é motivada por dinheiro, política e influência, e lacunas grandes demais são exatamente o que causa revoluções. O sucesso exigirá a implementação de políticas para reduzir continuamente essa lacuna, focando nos resultados do paciente, não em relatórios desatualizados, lucros farmacêuticos ou preços das ações das empresas de saúde.

A revolução continua, mas a boa notícia é que seu sucesso levará a mudanças monumentais no tratamento de doenças atualmente temidas — as inúmeras doenças crônicas que hoje estão nos matando se tornarão raras, evitáveis e manejáveis, como a doença neurodegenerativa, as enfermidades psiquiátricas e as doenças inflamatórias e autoimunes.

Essa abordagem do século XXI combinará a identificação da raiz do problema para cada paciente, a análise computacional de genomas inteiros e da bioquímica, a análise longitudinal funcional por aplicativos, bem como protocolos de precisão personalizados para tornar opcionais as atuais doenças crônicas intratáveis, em vez de algo inevitável.

O guru da comunicação Marshall McLuhan tem a célebre frase "O meio é a mensagem", referindo-se à observação de que recebemos a informação oriunda não apenas do conteúdo de uma mensagem, mas também do próprio meio de comunicação, seja um jornal, televisão, computador ou alguma outra coisa. Na revolução médica atual, o meio está além das páginas impressas, além da televisão, além da internet. O meio é a expectativa de saúde, o cérebro e a vida — na verdade, o meio é a vida em si.

Agradecimentos

Meus agradecimentos e minha admiração às milhares de pessoas com declínio cognitivo que têm demonstrado a força e a disciplina de se comprometer com um protocolo abrangente de medicina de precisão — vocês estão pavimentando de verdade o caminho para o sucesso de milhões. Obrigado também a suas famílias, médicos e *health coaches*, que juntos estão aliviando a carga da demência para tanta gente.

Obrigado também a uma médica extraordinária — minha esposa, Aida, sempre focada em melhorar a vida dos pacientes — e a nossas adoradas filhas, Tara e Tess. Um agradecimento especial a Diana Merriam e à Evanthea Foundation por sua visão, comprometimento, entusiasmo contínuo e orientação. Agradeço a Phyllis e Jim Easton por seu compromisso em fazer a diferença para pessoas com Alzheimer. Também agradeço a Katherine Gehl, Marcy, Jessica Lewin, Wright Robinson, dr. Patrick Soon-Shiong, Douglas Rosenberg, Beryl Buck, Dagmar e David Dolby, Stephen D. Bechtel Jr., Lucinda Watson, Tom Marshall e a Joseph Drown Foundation, Bill Justice, Dave e Sheila Mitchell, Josh Berman, Marcus Blackmore, Hideo Yamada e Jeffrey Lipton.

Nossa pesquisa sobre doença neurodegenerativa e sua suprema tradução não teriam sido possíveis sem o treinamento que recebi de importantes cientistas e médicos: professores Stanley Prusiner, o reitor Mark Wrighton, Roger Sperry, Robert Collins, Robert Fishman, Roger Simon, Vishwanath Lingappa, William Schwartz, Kenneth McCarty Jr., J. Richard Baringer, Neil

Raskin, Robert Layzer, Seymour Benzer, Erkki Ruoslahti, Lee Hood e Mike Merzenich.

Agradecimentos especiais ao diretor Hideyuki Tokigawa e ao diretor de fotografia Ivan Kovac do documentário *What Is Your Most Important Memory?* [Qual é a sua memória mais importante?].

Sou grato aos pioneiros e especialistas da medicina funcional que estão revolucionando a medicina e a saúde: os drs. Jeffrey Bland, David Perlmutter, Mark Hyman, Dean Ornish, Ritchie Shoemaker, Neil Nathan, Joseph Pizzorno, Sara Gottfried, David Jones, Patrick Hanaway, Terry Wahls, Stephen Gundry, Ari Vojdani, Prudence Hall, Tom O'Bryan, Chris Kresser, Mary Kay Ross, Edwin Amos, Ann Hathaway, Kathleen Toups, Deborah Gordon, Jeralyn Brossfield, Kristine Burke, Jill Carnahan, Susan Sklar, Mary Ackerley, Sunjya Schweig, Sharon Hausman-Cohen, Nate Bergman, Kim Clawson Rosenstein, Wes Youngberg, Craig Tanio, Dave Jenkins, Miki Okuno, Elroy Vojdani, Chris Shade, *health coaches* Amylee Amos, Aarti Batavia e Tess Bredesen, e os outros 1700 médicos de dez países e dos Estados Unidos que participaram e contribuíram para o curso focado no protocolo descrito neste livro. Além disso, sou grato a Lance Kelly, Sho Okada, Bill Lipa, Scott Grant, Ryan Morishige, Ekta Agrawal, Christine Coward, Carolina Curlionis, Jane Connelly, Lucy Kim, Melissa Manning, Casey Currie, Chase Kennedy, Gahren Markarian e à equipe da Apollo Health por seu trabalho extraordinário no algoritmo, na programação e nos relatórios do RECODE; a Darrin Peterson e à equipe na LifeSeasons; a Taka Kondo e à equipe na Yamada Bee.

Por três décadas de experimentos que nos conduziram às primeiras reversões do declínio cognitivo, sou grato a Shahrooz Rabizadeh, Patrick Mehlen, Varghese John, Rammohan Rao, Patricia Spilman, Jesus Campagna, Rowena Abulencia, Kayvan Niazi, Litao Zhong, Alexei Kurakin, Darci Kane, Karen Poksay, Clare Peters-Libeu, Veena Theendakara, Veronica Galvan, Molly Susag, Alex Matalis e a todos os demais membros presentes e passados do Laboratório Bredesen, bem como a meus colegas no Instituto Buck de Pesquisa sobre o Envelhecimento, na UCSF, no Sanford Burnham Prebys Medical Discovery Institute e na UCLA.

Por sua amizade e inúmeras discussões ao longo dos anos, agradeço a Shahrooz Rabizadeh, Patrick Mehlen, Michael Ellerby, David Greenberg, John Reed, Guy Salvesen, Tuck Finch, Nuria Assa-Munt, Kim e Rob Rosenstein, Eric Tore e Carol Adolfson, Akane Yamaguchi, Judy e Paul Bernstein, Beverly e Roldan Boorman, Sandy e Harlan Kleiman, Philip Bredesen e Andrea Conte, Deborah Freeman, Peter Logan, Sandi e Bill Nicholson, Stephen e Mary Kay Ross, Mary McEachron e Douglas Green.

Finalmente, quero agradecer à extraordinária equipe com que trabalhei neste livro: pela redação e edição de Corey Powell; os agentes literários John Maas e Celeste Fine, da ParkFine; as editoras Caroline Sutton e Megan Newman; e à casa editorial Avery Books, da Penguin Random House.

Notas

1. INTRODUÇÃO: PERDIDO NA TRADUÇÃO [pp. 9-21]

1. Tiia Ngandu et al. (2015). "A 2 year multidomain intervention of diet, exercise, cognitive training, and vascular risk monitoring versus control to prevent cognitive decline in at-risk elderly people (FINGER): A randomised controlled trial". *The Lancet* 385 (9984): 2255-63. doi:10.1016/S01406736(15)60461-5; Richard S. Isaacson et al. (2018). "The clinical practice of risk reduction for Alzheimer's disease: A precision medicine approach". *Alzheimer's & Dementia: The Journal of the Alzheimer's Association* 14 (12): 1663-73. doi:10.1016/j.jalz.2018.08.004.

2. Berkeley Lovelace Jr. "Biogen's stock jumps 42% after FDA staff says it has enough data to support approving Alzheimer's drug". *CNBC*, 4 nov. 2020. Disponível em: <https://www.cnbc.com/2020/11/04/biogens-stock-jumps-30percent-after-fda-says-it-has-enoughdata-to-support-approving-alzheimers-drug-.html>. Acesso em: 22. nov. 2022.

3. Harrison Price. *Walt's Revolution! By the Numbers*. Orlando: Ripley Entertainment, 2004.

2. A HISTÓRIA DE DEBORAH: FILHA DE PEIXE... [pp. 39-58]

1. Observe que a dieta KetoFLEX 12/3 desenvolvida por nós tem vantagens sobre a dieta MIND na medida em que induz a cetose, que é crucial para os melhores resultados em pacientes com demência, remove a inflamação associada a laticínios e elimina cereais que podem estar associados à permeabilidade intestinal. Felizmente, Deborah tem se dado muito bem mesmo sem adotar todos os componentes da dieta KetoFLEX 12/3.

7. A HISTÓRIA DE JULIE: BOA SORTE COM ISSO [pp. 99-124]

1. Dale E. Bredesen et al. (2018). "Reversal of cognitive decline: 100 patients". *Journal of Alzheimer's Disease & Parkinsonism* 8 (5): 450. doi:10.4172/2161-0460.1000450.

8. DÚVIDAS E CRÍTICAS: TREINAMENTO DE RESISTÊNCIA [pp. 127-34]

1. Dale E. Bredesen (2014). "Reversal of cognitive decline: A novel therapeutic program". *Aging* 6 (9): 707-17. doi:10.18632/aging.100690; Dale E. Bredesen (2015). "Metabolic profiling distinguishes three subtypes of Alzheimer's disease". *Aging* 7 (8): 595-600. doi:10.18632/aging.100801; Dale E. Bredesen et al. (2016). "Reversal of cognitive decline in Alzheimer's disease". *Aging* 8 (6): 1250-58. doi:10.18632/aging.100981; Dale E. Bredesen et al. (2018). "Reversal of cognitive decline: 100 patients". *Journal of Alzheimer's Disease & Parkinsonism* 8 (5): 450. doi:10.4172/2161-0460.1000450.

9. CONCEPÇÕES E PERCEPÇÕES EQUIVOCADAS: INVESTIGANDO NOSSA CURA [pp. 135-41]

1. Richard E. Kennedy et al. (2018). "Association of concomitant use of cholinesterase inhibitors or memantine with cognitive decline in Alzheimer clinical trials: A meta-analysis". *JAMA Network Open* 1 (7): e184080. doi:10.1001/jamanetworkopen.2018.4080.

2. Ruth F. Itzhaki (2018). "Corroboration of a major role for herpes simplex virus type 1 in Alzheimer's disease". *Frontiers in Aging Neuroscience* 10: 324. doi:10.3389/fnagi.2018.00324.

3. Ben Readhead et al. (2018). "Multiscale analysis of three independent Alzheimer's cohorts reveals disruption of molecular, genetic, and clinical networks by human herpesvirus". *Neuron* 99 (1): 64-82. doi:10.1016/j.neuron.2018.05.023.

4. Stephen S. Dominy et al. (2019). "*Porphyromonas gingivalis* in Alzheimer's disease brains: Evidence for disease causation and treatment with small-molecule inhibitors". *Science Advances* 5 (1): eaau3333. doi:10.1126/sciadv.aau3333.

5. Judith Miklossy (2011). "Alzheimer's disease — a neurospirochetosis. Analysis of the evidence following Koch's and Hill's criteria". *Journal of Neuroinflammation* 8: 90. doi:10.1186/1742-2094-8-90.

6. Diana Pisa et al. (2015). "Different brain regions are infected with fungi in Alzheimer's disease". *Scientific Reports* 5: 15015. doi:10.1038/srep15015.

7. Diana Pisa et al. (2017). "Polymicrobial infections in brain tissue from Alzheimer's disease patients". *Scientific Reports* 7 (1): 5559.doi:10.1038/s41598-017-05903-y.

8. Mayo Clinic Staff. "Alzheimer's genes: Are you at risk?". Mayo Clinic, 19 abr. 2019. Disponível em: ‹https://www.mayoclinic.org/diseases-conditions/alzheimers-disease/in-depth/alzheimers-genes/art-20046552›.

9. Tiia Ngandu et al. (2015). "A 2 year multidomain intervention of diet, exercise, cognitive training, and vascular risk monitoring versus control to prevent cognitive decline in at-risk elderly

people (FINGER): A randomised controlled trial". *The Lancet* 385 (9984): 2255-63. doi:10.1016/S0140-6736(15)60461-5.

10. Dale E. Bredesen (2014). "Reversal of cognitive decline: A novel therapeutic program". *Aging* 6 (9): 707-17. doi:10.18632/aging.100690; Dale E. Bredesen et al. (2016). "Reversal of cognitive decline in Alzheimer's disease". *Aging* 8 (6): 1250-58. doi:10.18632/aging.100981; Dale E. Bredesen et al. (2018). "Reversal of cognitive decline: 100 patients". *Journal of Alzheimer's Disease & Parkinsonism* 8 (5): 450.doi:10.4172/2161-0460.1000450.

10. QUANTIFICAÇÃO DO EU E REVERSÃO DO DECLÍNIO COGNITIVO [pp. 142-59]

1. Stephen C. Cunnane et al. (2016). "Can ketones help rescue brain fuel supply in later life? Implications for cognitive health during aging and the treatment of Alzheimer's disease". *Frontiers in Molecular Neuroscience* 9 (53). doi: 10.3389/fnmol.2016.00053.

2. Dale E. Bredesen. *The End of Alzheimer's Program: The First Protocol to Enhance Cognition and Reverse Decline at Any Age*. New York: Avery, 2020.

3. Nicola Andrea Marchi et al. (2020). "Mean oxygen saturation during sleep is related to specific brain atrophy pattern". *Annals of Neurology* 87 (6): 921-30. doi:10.1002/ana.25728.

4. Gordon K. Wilcock et al. (2018). "Potential of low dose leuco-methylthioninium bis (hydromethane sulphonate) (LMTM) monotherapy for treatment of mild Alzheimer's disease: Cohort analysis as modified primary outcome in a Phase III clinical trial". *Journal of Alzheimer's Disease* 61 (1): 435-57. doi:10.3233/JAD-170560.

5. Roger J. Mullins et al. (2017). "Exosomal biomarkers of brain insulin resistance associated with regional atrophy in Alzheimer's disease". *Human Brain Mapping* 38 (4): 1933-40. doi:10.1002/hbm.23494.

6. Allison Nimlos. "Insulin resistance: What you need to know". *Insulin Nation*, 25 jul. 2013. Disponível em: <https://insulinnation.com/treatment/medicine-drugs/know-insulin-resistance/>. Acesso em: 22 nov. 2022.

7. "Cronometer". Disponível em: <https://cronometer.com/> . Acesso em: 22 nov. 2022.

8. Apollo Health. "Cognoscopy". Disponível em: <https://www.apollohealthco.com>. Acesso em: 22 nov. 2022.

9. Margaret N. Groves. "Exploring the connection between BDNF and Alzheimer's disease". *ZRT Laboratory Blog*, 20 set. 2019. Disponível em: <https://www.zrtlab.com/blog/categories/bdnf>. Acesso em: 22 nov. 2022.

10. Carissa Perez Olson (2019). "Clinical matters: High-plasmalogen diets and Alzheimer's". *Today's Geriatric Medicine* 12 (5): 6. Disponível em <https://www.todaysgeriatricmedicine.com/archive/SO19p6.shtml>. Acesso em: 22 nov. 2022.

11. Prodrome. "Welcome to Prodrome". Disponível em: <https://prodrome.com/>. Acesso em: 22 nov. 2022.

12. X. Antón Alvarez et al. (2003). "Positive effects of Cerebrolysin on electroencephalogram slowing, cognition and clinical outcome in patients with postacute traumatic brain injury: an exploratory study". *International Clinical Psychopharmacology* 18 (5): 271-78. doi:10.1097/00004850-200309000-00003.

13. Michael Gold et al. (2012). "Critical appraisal of the role of davunetide in the treatment of progressive supranuclear palsy". *Neuropsychiatric Disease and Treatment* (8): 85-93. doi:10.2147/NDT.S12518.

14. Wikipedia. "Thymosin beta4." Modificado pela última vez em 02 mar. 2022. Disponível em: <https://en.wikipedia.org/wiki/Thymosin_beta-4>. Acesso em: 22 nov. 2022.

15. Stephanie J. Soscia et al. (2010). "The Alzheimer's disease-associated amyloid β-protein is an antimicrobial peptide". *PLOS ONE* 5 (3): e9505. doi:10.1371/journal.pone.0009505.

16. Ritchie C. Shoemaker. *Surviving Mold: Life in the Era of Dangerous Buildings.* Nova York: Otter Bay Books, 2010.

17. Neil Nathan. *Toxic: Heal Your Body from Mold Toxicity, Lyme Disease, Multiple Chemical Sensitivities, and Chronic Environmental Illness.* Las Vegas: Victory Belt Publishing, 2018.

18. Joseph Pizzorno. *The Toxin Solution: How Hidden Poisons in the Air, Water, Food, and Products We Use Are Destroying Our Health — And What We Can Do to Fix It.* Nova York: HarperOne, 2017.

19. Xin-Yu Liu, Lin-Po Yang e Lan Zhao (2020). "Stem cell therapy for Alzheimer's disease". *World Journal of Stem Cells* 12 (8): 787-802. doi:10.4252/wjsc.v12.i8.787.

11. ADAPTAÇÃO, APLICAÇÃO: FUNCIONA COM OUTRAS DOENÇAS? [pp. 160-7]

1. Tiarnan D. L. Keenan, Raph Goldacre e Michael J. Goldacre (2017). "Associations between obstructive sleep apnoea, primary open angle glaucoma and age-related macular degeneration: record linkage study". *British Journal of Ophthalmology* 101 (2): 155-59. doi:10.1136/bjophthalmol-2015-308278.

2. Vassilios P. Kozobolis et al. (1999). "Correlation between age-related macular degeneration and pseudoexfoliation syndrome in the population of Crete (Greece)". *Archives of Ophthalmology* 117 (5): 664-69. doi:10.1001/archopht.117.5.664.

3. Stephanie Seneff et al. (2016). "Does glyphosate acting as a glycine analogue contribute to ALS?". *Journal of Bioinformatics, Proteomics and Imaging Analysis* 2 (2): 140-60. doi:10.15436/23810793.16.1173.

4. Hiroyuki Nodera et al. (2014). "Frequent hepatic steatosis in amyotrophic lateral sclerosis: implication for systemic involvement". *Neurology and Clinical Neuroscience* 3 (2): 58-62. doi:10.1111/ncn3.143.

12. GENGIVAS, GERMES E AÇO: DUAS PANDEMIAS PELO PREÇO DE UMA [pp. 168-72]

1. Jeffrey Bland. "Covid-19: A pandemic within a pandemic". *Medium*, 26 jun. 2020. Disponível em: <https://medium.com/@jeffrey blandphd/covid-19-a-pandemic-within-a-pandemic-fd0f4fca373b>. Acesso em: 22 nov. 2022.

2. Jonathan Latham e Allison Wilson. "A proposed origin for SARS-CoV-2 and the covid-19 pandemic". *Independent Science News*, 15 jul. 2020. Disponível em: <https://www.independent-

sciencenews.org/commentaries/a-proposed-origin-for-sars-cov-2-and-the-covid-19-pandemic/>. Acesso em: 22 nov. 2022.

3. Dale E. Bredesen e Rammohan V. Rao (2017). "Ayurvedic profiling of Alzheimer's disease". *Alternative Therapies in Health and Medicine* 23 (3): 46-50. PMID: 2823 6613.

4. Bryan D. James et al. (2014). "Contribution of Alzheimer disease to mortality in the United States". *Neurology* 82 (12): 1045-50. doi:10.1212/WNL.0000000000000240.

5. Stephanie J. Soscia et al. (2010). "The Alzheimer's disease-associated amyloid β-protein is an antimicrobial peptide". PLOS ONE 5 (3): e9505.doi:10.1371/journal.pone.0009505.

6. Anthony Komaroff. "The tragedy of the postcovid 'Long Haulers'". *Harvard Health Blog*, 15 out. 2020. Disponível em: <https://www.health.harvard.edu/blog/the-tragedy-of-the-post-covid-long-haulers-2020101521173>. Acesso em: 22 nov. 2022.

7. Patrik Brundin, Avindra Nath e J. David Beckham (2020). "Is covid-19 a perfect storm for Parkinson's disease?". *Trends in Neurosciences* 43 (12): 931-33. doi:10.1016/j.tins.2020.10.009.

8. Leslie A. Hoffman e Joel A. Vilensky (2017). "Encephalitis lethargica: 100 years after the epidemic". *Brain* 140 (8): 2246-51. doi:10.1093/brain/awx177.

9. Ralph Ellis. "Remdesivir does not reduce covid-19 mortality, study says". *Medscape Neurology*, 16 out. 2020. Disponível em: <https://www.medscape.com/viewarticle/939289?src=soc_tw_201017_mscpedt_news_mdscp_remdesivir&faf=1>. Acesso em: 20 nov. 2022.

13. APRIMORANDO A COGNIÇÃO "NORMAL": EXPLORE TODO O SEU POTENCIAL [pp. 173-85]

1. Mayo Clinic. "Nearly 7 in 10 Americans take prescription drugs, Mayo Clinic, Olmsted Medical Center find". *Mayo Clinic News Network*, 19 jun. 2013. Disponível em: <https://newsnetwork.mayoclinic.org/discussion/nearly-7-in-10-americans-take-prescription-drugs-mayo-clinic-olmsted-medical-center-find/>. Acesso em: 22 nov. 2022.

2. Fermín Moscoso del Prado Martín. "The thermodynamics of human reaction times". Artigo apresentado à Cornell University, 2009. Disponível em: <https://arxiv.org/abs/0908.3170>. Acesso em: 22 nov. 2022.

3. Apollo Health. "Cognoscopy". Disponível em: <https://www.apollohealthco.com>. Acesso em: 20 nov. 2022.

4. J. Douglas Bremner (2006). "Stress and brain atrophy". *CNS & Neurological Disorders — Drug Targets* 5 (5): 503-12. doi:10.2174/187152706778559309.

5. Pamela Peak. "What is the Keto Flex 12/3 Diet?". *Peak Health*, 18 jun. 2018. Disponível em: <https://icfmed.com/what-is-the-keto-flex-12-3-diet/>. Acesso em: 20 nov. 2022.

6. Melissa Pandika (2019). "Looking to young blood to treat the diseases of aging". *ACS Central Science* 5 (9): 1481-84. doi:10.1021/acscentsci.9b00902.

7. Melod Mehdipour et al. (2020). "Rejuvenation of three germ layers tissues by exchanging old blood plasma with saline-albumin". *Aging* 12 (10): 8790-819. doi:10.18632/aging.103418.

8. Marnie Potgieter et al. (2015). "The dormant blood microbiome in chronic, inflammatory diseases." *FEMS Microbiology Reviews* 39 (4): 567-91. doi:10.1093/femsre/fuv013.

9. Yosef Koronyo et al. (2017). "Retinal amyloid pathology and proof-of-concept imaging trial in Alzheimer's disease", *JCI Insight 2* (16): e93621.doi:10.1172/jci.insight.93621.

14. A REVOLUÇÃO NÃO SERÁ TELEVISIONADA (TAMPOUCO HAVERÁ REEMBOLSO) [pp. 186-92]

1. Wikipedia. "List of Wars by Death Toll". Modificada pela última vez em 12 nov. 2022. Disponível em: <https://en.wikipedia.org/wiki/List_of_wars_by_death_toll>. Acesso em: 22 nov. 2022.

Índice remissivo

23andMe, 99, 105, 153, 183

acetilcolina, 178
açúcar, 33, 171
Adderall, 175, 184
adoçantes artificiais, 33
aducanumab, 15-6
alimentos processados, 33-4, 50-1, 154
Alzheimer, Alois, 169
Alzheimer: causa(s) do, 137-8; crueldade da doença de, 57; custos do tratamento de, 87, 129; detecção precoce da doença de, 58; estágio avançado de, 129; filhos de vítimas de, 14
Alzheimer, diagnóstico de: abordagens excessivamente simplistas para, 140; demora no, 143-4
Alzheimer, prevenção do: abordagem da medicina convencional para a, 14-5, 100, 106; equívocos sobre, 138-9, 141; filhos de vítimas de Alzheimer e, 14; Protocolo PreCODE e, 130-1, 139, 181
Alzheimer, sintomas de: dificuldade de reconhecimento, 42; vivenciados pela primeira vez em períodos de estresse, 66; ver também confusão mental (névoa cerebral), declínio cognitivo, perda de memória

Alzheimer, terapias medicamentosas para: dependência da medicina convencional, 11, 27; falhas, 14-7, 20; falsa sensação de segurança, 136; percepções errôneas sobre a eficácia, 138, 141
Alzheimer, tratamento do: adiando a procura pelo, 139; custos, 87, 129; equívocos sobre, 137-40; ver também ReCODE (protocolo do dr. Bredesen), revertendo o declínio cognitivo
Alzheimer esporádico, 123-4, 137
Alzheimer familiar, 123-4, 137
Alzheimer's Association, 100
amálgamas dentários, 155
amiloide: declínio cognitivo associado, 19-20; detecção precoce do Alzheimer e, 58; efeito antimicrobiano do beta-amiloide e, 93, 152; experiência de Sally com, 77, 83, 93; falhas das terapias medicamentosas e, 15; função protetora do, 21, 170; imagem de amiloide na retina e, 185; inflamação e, 150; organismos transmitidos por carrapatos e, 76; redução do beta-amiloide e, 157; teorias sobre as causas da doença de Alzheimer e, 106, 137-8; tratamentos para eliminação, 77, 93, 170
AMP cíclico (monofosfato de adenosina), 178

anestesia: evitando, 155; exposição de Julie a, 105, 122; exposição de Sally a, 90

anfetaminas, 175, 184

ansiedade, 85

antibióticos: exposição de Julie a, 104-5, 122; exposição de Kristin a, 30; proteínas animais e, 109, 154

anticolinérgicos, 103-5, 122

antidepressivos, 104

antiguidade, relatos de demência na, 169-70

anti-histamínicos, 103, 122

anti-inflamatórios, 151; *ver também* inflamação

antioxidantes, otimização de, 182

antisséptico bucal, 108

ApoE4, gene: benefícios do exercício e, 52; como fator de risco, 20; comunidade on-line de pessoas com, 106, 110-1, 123; covid-19 e, 170; Deborah e, 49, 53; Edward e, 62; equívocos sobre, 138, 141; gorduras saturadas e, 128; Julie e, 99-100, 102, 122; medicina convencional e, 13, 106; população com duas cópias do, 100, 102; proporção entre os gêneros dos pacientes de Alzheimer e, 66; Sally e, 78; site ApoE4.Info e, 105-6, 138; teste genético para, 49, 99-100, 138, 183

aprimorando a cognição "normal", 173-85; controle da inflamação e, 181; desintoxicação e, 181; fator neurotrófico derivado do cérebro (BDNF) e, 179-80; ferramentas de monitoramento e, 182-3; fortalecimento da sirtuína 1 (SIRT1) e, 180; fortalecimento do AMP e, 178; genoma, 183-4; jejum e, 182; melhora da concentração e, 179; melhora do humor e, 180; microbioma intestinal e, 181-2; neurotransmissão e, 178-9; opções de curto prazo, 175, 184; otimização antioxidante e, 182; otimização de metilação e, 181; otimização hormonal e, 183; otimização nutricional e, 182; "plasma jovem" e, 184; possibilidades futuras, 184-5; promoção do fluxo sanguíneo e, 180; protocolos básicos, 177; redução do estresse e, 180-1, 185; suporte à função mitocondrial e, 178-9; suporte de imunidade

adaptativa e, 181; suporte do fator de crescimento nervoso (NGF) e, 180

Aricept, 11, 27, 61, 70

articulações, dores nas, 85

artrite, 33

ashwagandha, 157, 181

aspirina, 151

atitude positiva, 34, 90-1

autofagia, 180, 182

Babesia, 76, 113, 119, 122, 152

Banting, Frederick, 10

bapineuzumab, 15

Bartonella, 152

Best, Charles, 10

beta-amiloide: efeito antimicrobiano do, 93, 152; reduzindo o, 157; *ver também* amiloide

Biogen, 15-6

biohacking, 166

Bland, Jeffrey, 168

bloqueadores de luz azul, 32, 119-20

Borrelia, 76, 137, 152

BrainHQ, 74, 118, 156, 177

café, consumo de, 31, 46, 54, 114

cafeína, 178

calor/frio, tratamento terapêutico, 179

Candida, 137, 151-2

casas de repouso, 129

celulares, 32

cérebro, regiões afetadas pelo Alzheimer, 20

cetonas: como fonte alternativa de energia, 145; exercícios em jejum e, 52; função mitocondrial e, 178-9; hipoglicemia (açúcar baixo no sangue) e, 109; níveis de monitoramento de, 182-3

cetose: benefícios da, 111; hipoglicemia (açúcar baixo no sangue) e, 109; jejum e, 182; Julie e, 109, 111, 116-8; metas para, 145; TCM e óleos de coco, 128

chá matcha, 115

chumbo, exposição a, 155

"cientistas cidadãos" e "cidadãos médicos", 166

circulação sanguínea, 103-4, 150

CodyCross, quebra-cabeça, 74

cognoscopias, 78, 81, 130, 177

colestiramina, 89

colina, 149, 185

companhias farmacêuticas, 189

compensação, 47

concentração, aprimoramento da, 179

condução, habilidades de: Deborah e, 54, 56; Julie e, 101, 109; Marcy e, 69; perda da habilidade de se localizar e, 42-3, 44, 56, 101; Sally e, 88

confusão mental (névoa cerebral): covid-19, 171; de Deborah, 54; de Edward, 62-4; de Kristin, 30, 33-5; de Sally, 85-6; síndrome da resposta inflamatória crônica e, 85; *ver também* declínio cognitivo

cônjuges com perda de memória, 14-5

ConsumerLab.com, 90

consumo de água, 116, 154, 181

consumo de refrigerante, 31

covid-19, pandemia de, 10, 150, 156, 168-72

COX, inibidores de (ciclo-oxigenase), 151

Cox, Paul, 164-5

crenezumab, 15, 157

CRISPR, 184

Cronometer, 149, 183

cuidando dos filhos, problemas de memória de Deborah, 47

Cunnane, Stephen, 145

curcumina, 33, 90, 151, 157, 181

Dakim BrainFitness, 177

Deborah, 10, 39-58; capacidade de leitura, 45, 54, 56; compensando por, 47; declínio cognitivo revertido por, 40, 54-6, 58; declínio cognitivo, 39-40; dificuldade de reconhecimento facial, 42-4, 53-4, 55-6; fadiga/exaustão mental de, 45-6; habilidades de comunicação de, 45-7, 53-6; habilidades de linguagem de, 44-8, 53, 55-6; habilidades musicais, 44-5, 56; história familiar de Alzheimer, 41; história, 39; manejo do estresse de, 53; mudanças na dieta, 50-2; negação de, 46; névoa cerebral, 54; perda de memória de, 45, 47, 54, 56-8; prioridade parental de, 47; programação, 45, 47, 54, 56; sono de, 46, 52-3, 56; suplementos de, 52-3; testes de diagnóstico e, 48-9; testes genéticos para o gene ApoE4, 49-50, 53

Deborah, pai de: carreira médica, 41; compensando por, 47; declínio cognitivo de, 41-2, 49-50; dificuldade de reconhecimento facial, 42, 44; estágio avançado de Alzheimer, 57; morte, 41; perda da capacidade de se localizar, 42; sintomas de Alzheimer, 42

declínio cognitivo: açúcar e, 171; causas múltiplas e sistêmicas do, 122, 140; compensando o, 47; de Deborah, 39-40; de Edward, 60-3; de Frank, 94-6; de Julie, 100-1, 103; de Kristin, 25-31; de Marcy, 68-70; de Sally, 77-8, 83; do pai de Deborah, 41-2, 49-50; equívocos sobre as causas do, 140; estresse e, 155; inflamação e, 150-2, 181; janela terapêutica ampla para, 140; padrão comum do, 66; reações comuns ao, 40, 73-4; resistência à insulina e, 185; "síndrome do campo de golfe" e, 76; síndrome do intestino permeável e, 132-3; suporte para as sinapses cerebrais e, 157-8; testes para causas do, 140; *ver também* reversão do declínio cognitivo

declínio cognitivo subjetivo, 11, 127-9, 139

deficiência de zinco, 62, 170, 181

déficit cognitivo leve: de Frank, 95; eficácia do ReCODE para, 129; mudança de paradigma no manejo do, 11

degeneração macular relacionada à idade (DMRI), 162-3, 166, 189

demência: estigma em torno da, 50; negação com relação à, 49-50, 60-1, 95

demência frontotemporal, 189

demência por corpos de Lewy, 127-8, 161, 166, 189

dementógenos, 154, 163, 171

depressão: de Frank, 92; de Kristin, 29; de Sally, 80-1, 85

Desencontro, teoria do, 161-6

desintoxicação: de Julie, 116-8; fortalecimento, 181; hidratação, 117-8; metilação e, 181; nutrição e, 182; sobre, 152-6

diabetes, 106, 170

dieta cetogênica: de Edward, 63; de Kristin, 34; de Marcy, 71; dieta KetoFLEX 12/3, 147, 164, 175, 182, 197n1; redução do risco de Alzheimer e, 138; Sally e, 84-5

dieta mediterrânea, 50-1

dieta MIND, 50-1

dieta paleolítica, 108

Disney, Walt, 18

DMRI *ver* degeneração macular relacionada à idade

doença cardiovascular, 19, 106, 128

doença vascular, 137, 170-1, 185

doenças crônicas, 144

doenças neurodegenerativas: aplicação do Protocolo ReCODE para, 160-7; *biohacking* e, 166; teoria unificada da neurodegeneração, 161-6

dopamina, 179

Edward, 10, 59-66; confusão mental, 62-4; declínio cognitivo, 61-4; dificuldades com a organização, 60; estresse, 63; exercícios, 63; fadiga/exaustão mental, 61; gene ApoE4 e, 62; história, 59-60; histórico familiar de Alzheimer, 60; jejuando, 63; mudanças na dieta, 63; pensamentos suicidas, 61; perda de memória, 60; reversão do declínio cognitivo, 64-5; sono, 63; testes neuropsicológicos, 61-2, 64-5

ELA (esclerose lateral amiotrófica): abordando fatores de risco para, 165-6; aplicação do Protocolo ReCODE para, 127-8, 161; incompreensão, 189; sinalização de glutamato e, 164-5

elasticidade vascular, monitoramento, 183

Elevate (jogo de treinamento cerebral), 74, 156, 177

energéticos, monitoramento, 145-6

ensaios clínicos para a doença de Alzheimer, 21, 38, 132

envelhecimento: problemas cognitivos erroneamente atribuídos, 13-4; precoce, 171; risco de desenvolver Alzheimer e, 20

Epiteto, 18

equívocos de conceito e percepção, 135-41; sobre a causa da doença de Alzheimer, 137; sobre a importância de exames, 140; sobre a prevenção da doença de Alzheimer, 138-9; sobre avaliações independentes de intervenções, 141; sobre o status do ApoE, 138; sobre o tratamento da doença de Alzheimer, 139-40; sobre os fatores de contribuição para a doença de Alzheimer, 140; sobre tratamentos medicamentosos, 136, 138

erliquiose e *Ehrlichia*, 12, 71-2, 76, 152

esclerose lateral amiotrófica *ver* ELA (esclerose lateral amiotrófica)

especiarias anti-inflamatórias, 34

esquizofrenia, 167

estimulação cerebral, 156

estresse: Deborah e, 53; declínio cognitivo e, 155; Edward e, 63; Kristin e, 30, 34-5; melhora da cognição "normal" e, 177, 185; programas de treinamento cerebral e, 156; reduzindo o estresse crônico, 180-1; suporte imunológico e, 157; surgimento dos primeiros sintomas e, 66

estrogênio, deficiência de, 19

EWOT (exercício com terapia de oxigênio), 146, 180

exames, equívocos sobre a necessidade de, 140

exercício e atividade física: BDNF estimulado por, 179-80; de Deborah, 52; de Edward, 63; de Julie, 107, 115-8; de Kristin, 31-2, 34-6; de Marcy, 71-2, 74-5; de Sally, 82, 84, 88; desintoxicação e, 154; dieta KetoFLEX 12/3 e, 147; EWOT (exercício com terapia de oxigênio), 145-6, 180; fluxo sanguíneo cerebral e, 145-6; jejum e, 52; melhora da cognição "normal" e, 177; monitoramento, 183; musculação, 117; produção de NAD+ e, 180; síndrome metabólica e, 151; volume cerebral do hipocampo e, 52

faculdades de medicina e o Relatório Flexner, 187-9

fadiga/exaustão mental, 46, 61

Fasano, Alessio, 133

fator de crescimento do nervo (NGF), 148-9, 158, 180

fator neurotrófico derivado do cérebro (BDNF), 148-50, 158, 179-80

fim do Alzheimer, O (Bredesen), 59, 84, 131-2

fim do Alzheimer: Guia prático, O (Bredesen), 131, 145, 182

FINGER, estudo da Finlândia, 138

flexibilidade, 33

Flexner, Abraham, 187

foco mental, melhorando, 179

Food and Drug Administration (FDA), 15-6

Food That Built America, The [A comida que construiu os Estados Unidos] (documentário), 170

fortalecimento da sirtuína (SIRT1), 180

Frank, 11, 94-8; declínio cognitivo revertido, 96-7; declínio cognitivo, 94-6; dieta e, 96-7; livro autobiográfico, 95-7; pensamentos suicidas, 96; perda de memória, 94-5; recaída, 96-7

função mitocondrial: doença de Parkinson e, 163-4; suporte, 145-6, 178-9; tratamento terapêutico calor/frio, 179

fungos, 152

GABA (ácido gama-aminobutírico), 178

gantenerumab, 15

gastrintestinais, problemas, 104

gênero, proporção entre pacientes de Alzheimer, 66

glicose, 52, 145, 147-8, 183

glifosato, 154, 165

glutamato, 164-5, 178, 184

glutationa, 72

glutationa lipossomal, 90

glúten, 33-5

Goetzl, Ed, 147

golfe, 74-6

Goodenowe, Dayan, 149

gorduras saturadas, 128

habilidades de orientação espacial: dificuldades de Deborah, 44, 56; dificuldades de Julie, 101; dificuldades do pai de Deborah, 42

habilidades matemáticas, 61, 63

hábitos de leitura: de Deborah, 45, 54, 56; de Julie, 101, 120; de Kristin, 29, 34-5; de Marcy, 68; do pai de Deborah, 42, 49

HDL, metas de, 145

health coach cognitivo, 142, 144, 146, 148, 158

HEPA, filtros, 155

herbicidas, 153-4, 165

Herpes, vírus da família do, 76, 137, 152

hipertensão, 170-1

hipocampo cerebral: apneia do sono e, 73; benefícios do exercício para, 52; Marcy e, 70, 73-4, 76; saturação de oxigênio e, 146

hipoglicemia (baixo açúcar no sangue), 103, 109, 116

HIV, terapias de, 10

Ho, David, 10

homocisteína, 19, 62

hormese, 114, 177

hormônios, 137, 148-9, 183, 185; de crescimento, 109, 117, 158

imunidade, suporte à, 156-7, 181

infecções: como fator de risco para Alzheimer, 19, 137; como fonte de inflamação, 151-2; não diagnosticadas, 12; tratamento de, 170

inflamação: como fator de risco, 19; condimentos anti-inflamatórios e, 34; controlada com suplementos, 181; covid-19 e, 170; de Edward, 62; de Kristin, 33; declínio cognitivo, 150, 152, 181; identificando/resolvendo fontes de, 151-2; infecções como fonte de, 151-2; melhora da cognição "normal", 185; níveis de monitoramento de, 150; prevenção de, 151; prevenção do Alzheimer e, 139; qualidade do sono e, 151; síndrome da resposta inflamatória crônica (CIRS) e, 85, 89, 112, 140

inseticidas, 163

Insight Timer, aplicativo, 32

Instituto Buck de Pesquisa sobre o Envelhecimento, 26, 110

insulina, 10

insulina, resistência à: açúcar e, 171; cetose e, 145; como fator de contribuição para a demência, 137, 148; de Julie, 103, 116; entre pacientes de Alzheimer, 145, 147; funcionamento cognitivo e, 185; prevalência de, 148, 185; testando, 147

insulina, sensibilidade à, 147-8, 150, 182

ioga, 32, 34-5

IRB (Conselho de Revisão Institucional), 21

irrigação nasal, 73

jejum: benefícios, 182; cetose e, 109; de Deborah, 51-2; de Edward, 63; de Julie, 109, 116; de Kristin, 34; dieta KetoFLEX 12/3 e, 147; exercitando durante o, 51-2; melhora da cognição "normal" e, 182; produção de NAD+ e, 180; síndrome metabólica e, 151

Jenner, Edward, 10

Julie, 11, 99-124; Babesia, infecção por, 113, 119, 122; capacidade de leitura de, 101, 120; cetose e, 109, 111, 116-8; declínio cognitivo revertido por, 109-10, 121, 123; declínio cognitivo, 100-1, 103; dieta de, 107-9, 116-9; dificuldade de reconhecimento facial, 101, 109; doença de Lyme e, 112-3; exercício e, 107, 114-8; exposição a toxinas, 112; gene ApoE4 e, 99-100, 102, 122-3; jejum de, 116; pensamentos suicidas de, 101-2; problemas de saúde variados de, 102-6, 112-3, 122-3; protocolo diário de, 113-21; suplementos de, 107-8, 110, 115-6, 119; testes neuropsicológicos de, 100

Kristin, 10, 21, 25-38; como Paciente Zero, 10, 21-2, 27, 38; confusão mental, 30, 33-5; declínio cognitivo revertido, 26-7, 34-6; declínio cognitivo, 25-31; desespero, 26-8; exercícios e, 28, 31-2, 34-6; exposição a mofo, 30-1, 33; habilidades de comunicação, 35; hábitos de sono, 30, 32, 35; história, 29-31; nutrição, 31-4, 36; pensamentos suicidas de, 25; perda de memória, 25, 28, 30-1, 34; prática de ioga, 32, 34-5; retrocesso experimentado por, 35-6

Latham, Jonathan, 169

LDL-P, metas de, 145

leptina, resistência à, 171

Linda (Paciente Zero de Alzheimer familiar), 124

linguagem e comunicação: dificuldade de Sally com, 82; dificuldades de Deborah com, 43-8, 53-5; experiência de Kristin com, 35; perda de vocabulário, 45, 54

lipídios, 146, 182

líquido cefalorraquidiano, alterações no, 100

Livanos, Elisa, 70

L-triptofano, 52

Lumosity, 53, 177

lúpus, 134, 167, 188-9

Lyme, doença de: como causa potencial da doença de Alzheimer, 137; Julie e, 112-3; Marcy e, 70-2, 76

magnésio, 52

Marcy, 10, 67-76; capacidade de leitura de, 68; declínio cognitivo de, 68-70; declínio cognitivo revertido por, 70, 74-6; dificuldade de reconhecimento facial de, 68; doença de Lyme e, 70-2, 76; exercícios e, 71-2, 74-5; exposição à toxina de, 68, 71, 75-6; história, 67; histórico de Alzheimer familiar, 67; infecção não diagnosticada de, 12; metais pesados e, 70-3; mudanças na dieta de, 71; perda de memória de, 67-9, 73-5; problemas de direção de, 69; testes neuropsicológicos de, 70; volume do hipocampo de, 70, 73, 76

massagem, 155

McLuhan, Marshall, 192

medicina alternativa, 188-9

medicina convencional: abordagem geral da doença de Alzheimer, 14-5, 100, 106; desafios de mudar, 134; descaso dos médicos, 27;

doenças sem tratamento e, 189; portadores do gene ApoE4 e, 13, 106; queixas de memória, 13-4; Relatório Flexner e, 187-9; revolução, 191-2; terapias medicamentosas e, 11, 27; testes diagnósticos, 48-9

medicina funcional, 188-9

medicina integrativa, 189

melatonina, 32, 52

melhora do humor, 180

menopausa, 53, 122

metais pesados: amálgamas dentários e, 155; Julie e, 107; Marcy e, 70-3, 75; população com duas cópias do gene ApoE4 e, 107-8; quelação e, 72-3; testando a presença de, 140, 153

microbioma intestinal: dieta KetoFLEX 12/3 e, 181-2; exposição ao glifosato e, 165; prebióticos/probióticos e, 152; síndrome metabólica e, 151

microbioma oral, 183; *ver também* saúde e higiene bucal

microbiomas, 152, 158, 174, 183-4; *ver também* microbioma intestinal, microbioma oral

Mills, Kerry, 73

mindfulness (atenção plena), 87-8

Minniefield, Sallie, 72

MiraLAX, 104

mitofagia, 182

mofo e micotoxinas: como fatores de contribuição para a doença de Alzheimer, 112, 137; exames para, 152-3; exposição de Sally a, 12, 81, 85-6; exposições de Kristin a, 30-1, 33; Protocolo Shoemaker e, 86

"momentos seniores", 14

monofosfato de adenosina (AMP), 178

mortalidade, Alzheimer como causa proeminente de, 168-70

morte, Alzheimer como causa proeminente de, 168-70

música, incapacidade de Deborah de tocar, 44-5, 55-6

Nathan, Neil, 156

negação: de Deborah, 46; de Sally, 81

neurologia, 18, 27

neuroplasticidade: insuficiência, 20-1; melhora da cognição "normal" e, 178; requisitos de, 20-1; visualização positiva e, 86-7

neurotransmissão, aprimoramento da, 178

neurotransmissores, 176

neurotrofinas, 176

nutrição: açúcar e, 171; alimentos orgânicos, 84, 108-9, 154; alimentos processados, 33-4, 50-1, 154; Deborah e, 50-2; dementógenos em alimentos, 154, 163, 171; desintoxicação, 154-5, 182; dieta cetogênica, 34, 63, 71; dieta KetoFLEX, 147, 164, 175, 182, 197n1; dieta mediterrânea, 50-1; dieta paleolítica, 108; Edward e, 63; Frank e, 96-7; Julie e, 107-9, 116-9; Kristin e, 31-4, 36; Marcy e, 71; melhora da cognição "normal", 177; otimização, 182; riscos para demência e, 137; Sally e, 82, 84, 89-90

obesidade, 170-1

observância de protocolos, 36

óleo de coco, 128

óleo TCM, 128

ômega-3: inflamação e, 151, 181; para suporte da estrutura sináptica, 179; reduzindo a carga de amiloide com, 157; reduzindo o risco de Alzheimer, 138; valores de referência para as, 148-9

ômega-6, 148-9

organismos transmitidos por carrapatos: como fonte de inflamação, 151; exames, 151; exposição de Julie a, 112; exposição de Marcy a, 69, 71, 76; tratamento, 151-2

Ornish, Dean, 129

otimismo, 91

otimização da metilação, 181

oxigênio, saturação de, 145-6, 158, 182

Paciente Zero, 10, 21-2, 27, 38; *ver também* Kristin

paciente-pesquisador, parceria, 166

parasitas, exposições de Kristin a, 30

parceria paciente-pesquisador, 166

Para sempre Alice (Genova), 101

Parkinson, mal de: aplicação do Protocolo ReCODE para, 127-8, 161; células produtoras de dopamina e, 179; covid-19 e, 171; incompreensão, 189; teoria do desencontro e, 163-4

Patis, Corwin, 73

patógenos, 137, 151-2

peixe, consumo de, 154, 179

penicilina, 10

peptídeo intestinal vasoativo (VIP), 89

peptídeos com efeitos tróficos, 149-50

perda de memória: apneia do sono e, 73; cônjuges com, 14-5; de Deborah, 45, 47, 54, 56-7, 58; de Edward, 60; de Frank, 94-5; de Kristin, 25, 28, 30-1, 34; de Marcy, 67-9, 73-5; de Sally, 77, 80-3; exposição ao mofo e, 30-1; medicina convencional e, 13-4; processo lento de reversão, 36; reações dos outros a, 73; *ver também* declínio cognitivo

Perlmutter, David, 107-8

pesquisa laboratorial do autor, 19-21

pesticidas, 76, 153-4

Pizzorno, Joseph, 156

"plasma jovem", 184

plasmalógenos, 149

plásticos, toxinas em, 155

polietilenoglicol, 104-5

poluição do ar, 153, 155, 174

Porphyromonas gingivalis, 137, 152

práticas de meditação: de Deborah, 53; de Julie, 107-8, 114, 118; de Kristin, 34-5; de Sally, 84, 87-8

pressão arterial, 104, 182

probióticos e prebióticos, 152

problemas de enovelamento de proteínas, 137-8, 141

problemas digestivos, 33; *ver também* síndrome do intestino permeável

problemas urinários, 104

produtos de beleza, toxinas em, 155

produtos de saúde e beleza, toxinas em, 155

Projeto Arca, 166

proteína precursora de amiloide (PPA), 124, 180

Protocolo do dr. Bredesen *ver* ReCODE (protocolo do dr. Bredesen)

Protocolo PreCODE, 130-1, 139, 181

Protocolo Shoemaker, 86, 89

quelação, 71-3

Raji, Cyrus, 73

Raynaud, síndrome de, 103

recaídas e retrocessos, 35-6, 96-7

ReCODE (protocolo do dr. Bredesen): adesão a longo prazo, 87; Alzheimer em estágio avançado e, 129; aplicação para outras doenças, 160-7; conformidade com protocolos, 36; críticas, 131-4, 191; custos associados, 129-30; mecanismo bioquímico subjacente, 189; número de pacientes no, 144; para outras doenças que não Alzheimer, 127-8; Primeiros Sobreviventes *ver* Deborah, Edward, Frank, Julie, Kristin, Marcy, Sally; sobre, 12; versões simplificadas de, 130; *ver também* revertendo o declínio cognitivo

reconhecimento facial: dificuldades de Deborah, 42-4, 53-6; dificuldades de Julie, 101, 109; dificuldades de Marcy, 68; dificuldades do pai de Deborah, 42, 44

refluxo gastroesofágico, 33

Relatório Flexner, 187-9

respiração: diafragmática, 155; dificuldades de, 85

retina, imagem de amiloide na, 185

"Reversão do Declínio Cognitivo" (Bredesen), 50, 110

revertendo o declínio cognitivo: ampla janela, 174; cetose e, 111-2; críticas ao protocolo do dr. Bredesen, 131-4; documentação embasando o sucesso, 132-3, 139-40; equívocos, 141; expectativas de sustentação, 98, 132; importância da observância, 36-7; processo lento, 34, 36, 78-9; retrocessos/recaídas, 35-6, 96-7; reversões completas, 173-4; sucesso de Deborah, 40, 54-6, 58; sucesso de Edward, 64-5; sucesso de Frank, 96-7; sucesso de Julie, 109-10, 121, 123; sucesso de Kristin, 26-7, 34-6; sucesso de Marcy, 70, 74-6; sucesso de Sally, 78-80, 83-7, 89, 92

revolução na área médica, 191-2

rins, suporte dos, 155

Ross, Mary Kay, 71, 73

Sally, 11, 77-93; antecedentes de, 80; cetogênese e, 84-5; confusão mental, 85; declínio cognitivo revertido por, 78-80, 83-7, 89, 92; declínio cognitivo, 77, 80-3; dificuldades de linguagem, 82; exercício de, 82, 84, 88; exposição à anestesia de, 90; exposição a toxinas, 12, 81, 85-6, 89; histórico de Alzheimer familiar, 80; mudanças na dieta de, 82, 84, 89-90; pensamentos suicidas de, 83; perda de memória, 77, 80-3; placas amiloides de, 77; prática de meditação, 84, 87-8; sono de, 84; suplementos de, 89-90; treinamento cerebral de, 88

saúde e higiene bucal: amálgamas e, 155; antisséptico bucal e, 108; de Julie, 114, 116, 119; inflamação e, 151, 170; microbioma oral, 183; patógenos orais e, 137, 151, 183; tratamento de infecções crônicas, 170

sauna: desintoxicação e, 154, 181; de Julie, 115, 117; para foco mental, 179

Schweig, Sunjya, 113

seguros/planos de saúde, 129-30, 189-91

serotonina, 180

Shoemaker, Ritchie, 30-1, 89, 155-6

"sim, se" versus "não, porque", 18

sinapses cerebrais, 179; suporte das, 157-8

síndrome da resposta inflamatória crônica (cirs), 85, 89, 112, 140

síndrome de ativação mastocitária (sam), 103

síndrome do intestino permeável: cinismo em relação a, 132-4; como fonte de inflamação, 151; exposição ao glifosato e, 165; tratamento, 151, 170; valorização da cognição "normal" e, 185

síndrome metabólica, 151, 171

sintomas de alergia, 103

sinusite, 151, 170

Sistema Dinâmico de Retreinamento Neural (dnrs, na sigla em inglês), 86

solanezumab, 15

sono: apneia, 19, 73, 146, 162, 164; bloqueadores de luz azul e, 32, 119-20; de Deborah, 46, 52-3, 56; de Edward, 63; de Julie, 114, 120; de Kristin, 30, 32, 35; de Marcy, 73; de Sally, 84; impactado por doenças neurológicas, 17; inflamação e, 151; má oxigenação e, 162; melhora da cognição "normal" e, 177, 185; monitoramento, 182-3; suporte imunológico e, 157

sucos detox, 89

suplementos: ConsumerLab.com e, 90; de Deborah, 52-3; de Edward, 63; de Julie, 107-8, 110, 115-6, 119; de Marcy, 69; de Sally, 89-90; desintoxicação e, 154; fortalecimento da sirtuína 1 (sirt1) e, 180; para foco mental, 179; para incrementar o bndf, 180; para neurotransmissão, 178; para produção de dopamina, 179; para reduzir a carga do amiloide, 157; para regulação de metilação, 181; para suporte da estrutura sináptica, 179; para suporte da função mitocondrial, 179; para suporte do fator de crescimento nervoso (ngf), 180; promoção do fluxo sanguíneo e, 180; suporte imunológico e, 157; ver também vitaminas

suporte hepático, 155

suporte trófico, 148-50

Surviving Mold [Sobrevivendo ao mofo] (Shoemaker), 30-1

tabagismo e fumo passivo, 155

tau, papel mediador do, 21, 137-8

terapia de oxigênio, 180

terapias com células-tronco, 158, 184

testes genéticos ver ApoE4, gene

Toxin Solution, The (Pizzorno), 156

toxinas: como fatores de contribuição para a demência, 112, 137; desintoxicação e, 116-8,

152-6; em produtos de beleza, 155; exposição de Marcy a, 68, 71, 75-6; exposição de Sally a, 12, 81, 85-6, 89; protocolo diário de Julie e, 114; síndrome da resposta inflamatória crônica e, 85-6, 89, 112; "síndrome do campo de golfe" e, 76; três tipos de, 153
transporte axoplásmico, 176
transtornos de desenvolvimento, 167
transtornos do espectro autista, 167
tratamentos antivirais, 10, 63
traumas, 137
treinamento cerebral: aprimorando a cognição "normal", 174-5, 178; Julie e, 118; Marcy e, 74; recomendações para, 156; redução do risco de Alzheimer e, 138-9; Sally e, 88; velocidade de processamento e, 176-7
treinamento de força, 117, 180

triglicerídeos, valores de, 140; proporção entre HDL e, 140

vacinas, 10
Valtrex, 63
vasodilatadores, 146
vertigem, 85
visualização, 86-7
vitaminas: de Marcy, 69; deficiência de vitamina B12, 140, 182; deficiência de vitamina D, 19, 62, 140, 170, 181; deficiência de zinco, 62, 170, 181; otimização antioxidante, 182; suporte imunológico, 157, 181; *ver também* suplementos
vocabulário, perda de, 45, 54

Watson, James, 100
Wilson, Allison, 169

ESTA OBRA FOI COMPOSTA PELA ABREU'S SYSTEM EM INES LIGHT
E IMPRESSA EM OFSETE PELA GEOGRÁFICA SOBRE PAPEL PÓLEN SOFT
DA SUZANO S.A. PARA A EDITORA SCHWARCZ EM MARÇO DE 2023

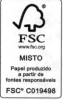

A marca FSC® é a garantia de que a madeira utilizada na fabricação do papel deste livro provém de florestas que foram gerenciadas de maneira ambientalmente correta, socialmente justa e economicamente viável, além de outras fontes de origem controlada.